[美]
威廉·克瑙斯
著

仲文明 王亚旭
译

提高情绪弹性
识别、战胜抑郁

抑郁缓解手册

对抗抑郁的
作战计划

THE COGNITIVE BEHAVIORAL

WORKBOOK FOR

DEPRESSION

WILLIAM J. KNAUS

湖南人民出版社

图书在版编目（CIP）数据

抑郁缓解手册 /（美）威廉·克瑙斯（William J. Knaus）著；仲文明，王亚旭译. 一长沙：湖南人民出版社，2025.3

ISBN 978-7-5561-3019-1

Ⅰ.①抑…　Ⅱ.①威…　②仲…　③王…　Ⅲ.①抑郁症—精神疗法—手册 Ⅳ.①R749.405-62

中国版本图书馆CIP数据核字（2024）第039978号

THE COGNITIVE BEHAVIORAL WORKBOOK FOR DEPRESSION (SECOND EDITION):A STEP-BY-STEP PROGRAM by WILLIAM J.KNAUS,EDD, FOREWORD BY ALBERT ELLIS,PHD
Copyright © 2012 BY WILLIAM J.KNAUS
This edition arranged with NEW HARBINGER PUBLICATIONS
through BIG APPLE AGENCY,LABUAN,MALAYSIA.
Simplified Chinese edition copyright:
2025 Beijing Xinchang Cultural Media Co.,Ltd
All rights reserved.

抑郁缓解手册
YIYU HUANJIE SHOUCE

著　　者：［美］威廉·克瑙斯
译　　者：仲文明　王亚旭
出版统筹：陈　实
监　　制：傅钦伟
责任编辑：刘　婷
责任校对：张命乔
装帧设计：彬大喵

出版发行：湖南人民出版社［http://www.hnppp.com］
地　　址：长沙市营盘东路3号　　邮　　编：410005　　电　　话：0731-82683327

印　　刷：长沙超峰印刷有限公司
版　　次：2025年3月第1版　　　　　　印　　次：2025年3月第1次印刷
开　　本：880 mm×1230 mm　1/32　　印　　张：12
字　　数：300千字
书　　号：ISBN 978-7-5561-3019-1
定　　价：68.00元

营销电话：0731-82683348（如发现印装质量问题请与出版社调换）

前　言

　　威廉·克瑙斯博士的《抑郁缓解手册》其实并不完美，正如阿尔弗雷德·柯日布斯基在《科学与健全精神》中所言，如果说本书完美无缺，那就是在笼统评价，同时也暗指书中句句振聋发聩，处处精妙绝伦。和其他探讨抑郁的书籍一样，本书也不可避免地存在疏漏之处。即便艾伦·贝克和戴维·伯恩斯等知名学者的著述，包括我自己的《理性生活指南》也难免于此。尽管如此，《抑郁缓解手册》也力争面面俱到，如能细读力行，一以贯之，必将获益良多。

　　20世纪60年代晚期，我曾指导威廉·克瑙斯学习理性情绪行为疗法。后来，他熟练运用该疗法解决了一系列心理问题，最终成为克服拖延方面的权威专家。我们于1977年合著出版的《理性情绪行为疗法》如今依然畅销，和威廉其他著作一样深受读者喜爱。

　　威廉不满足于帮助读者克服对失败的恐惧和低挫折耐受力，决心着手攻克抑郁领域的终极难题。他细致研究并解决了相关的各类问题，如绝望、责备、完美主义和情绪压力。他构思巧妙，向读者展示了如何抓紧关键问题，克服抑郁。

　　威廉·克瑙斯探讨引用了大量有关抑郁的研究，并告诉读者借此发现并克服各类抑郁状态。此外，他着重强调了理性情绪疗法中著名的ABCDE方法的运用。他展示了如何确定自己的ABCDE法，并运用该方法克服抑郁思维、情绪和行为。A代表激发事件，如某次不完美的表现。B代表理性信念（"我太蠢了，下次我要做得更好。"）和非理性信念（"我本应该做得更好，我就是个蠢货。"）。C代表情绪和行为结果，包括由后悔等健康感受和自我贬低等不健康思维导致的情绪结果。D代表通过质疑非理性信念并采取实际行动解决问题（"谁规定我必须做到完美无缺？"），对非理性信念进行驳斥。E代表有效的新想法（你或许会对自己的某些表现不满意，但同时也可以接受它们）。

威廉·克瑙斯还告诉读者如何改正基础的消极、抑郁想法，促进运用理性情绪疗法做到无条件地接纳自我、接纳他人、接受生活。这样，你将对生活的一切都不再感到抑郁！

听起来是不是很简单？没错，但也正如威廉·克瑙斯所言，克服抑郁需要艰苦卓绝的练习，完成思维、情绪和行为作业。让我们运用威廉提出的方法与策略，克服拖延，立即行动，战胜抑郁。

——阿尔伯特·艾利斯

目 录

引 言

抑郁不容小觑，严重到一定程度会极大影响人际关系、工作状态、身体健康以及整体生活质量。不过，抑郁并非永远无法摆脱。现在你就可以行动起来，不再郁郁寡欢，不让抑郁卷土重来。

翻开此书时，如果你正深陷抑郁而束手无策，请记住不只你一人如此。数千年来，人们始终未能找到治疗抑郁的灵丹妙药。不过，许多疗法已被证实行之有效，且不断有新疗法诞生。

活动疗法是对抗抑郁的经典心理疗法。本书列举了几十项治疗活动，可帮你快速了解抑郁，从而更好应对抑郁、逐渐恢复心态、摆脱抑郁阴霾。不管是改变抑郁思维，还是正常安排日程，种种方法都值得一试。本书将指引你处理人际关系，促进心态平和，逐步作出改变，不再拖延逃避。抑郁是与心理社会相关的生物学过程，本书将教会你一系列战胜抑郁的方法。

浏览一下目录，随手翻过几页，相信就能遇到触动你的观点。

集中精力完成对你最有效的训练。第2章提供了抑郁测试，可帮你发现抑郁焦点，从而给予特别关注。

本书呈现了抑郁的主要疗法。然而，没有哪本书、哪个治疗项目或体系能完美契合所有人的需求，因此掌握对你有效的方法即可。另外，还有顶尖专家为本书献计献策，他们的真知灼见将助你脱离抑郁苦海。

抑郁的认知行为疗法

本书通过认知、情绪和行为途径，帮助你克服抑郁及诸多常见心理并发症。以下是本书介绍的主要疗法，你可以借助它们战胜抑郁：

1.认识抑郁思维和认知疗法。一般来说，抑郁时难免思维消极，绝望无助，感觉无能为力、一无是处，自我责备等消极情绪随之产生，无疑雪上加霜。然而，抑郁思维并非无懈可击、不可战胜，可以通过认知途径改变抑郁思维，寻求自我释怀，防止抑郁复发。举个例子，假如你认定自己没有治愈的希望，那么你就陷入了抑郁思维。怎么可能没有希望？如果真是如此，你也不会选择读这本书。

2.认识消极情绪和情绪疗法。一旦陷入抑郁，人就会被忧伤情绪所笼罩。如果无法走出阴霾，便可能自怨自艾、越发忧伤。这时要告诉自己，忧郁虽痛苦难熬，但终有尽头。想通这一点，你就能获得解脱。抑郁中往往夹杂着焦虑、愤怒等消极情绪，可以运用治疗抑郁的方法，将这些情绪一并消除，达到一石二鸟的效果。

3.认识消极行为和行为疗法。行为疗法，如活动规划，是对抗抑郁最为有效的疗法（详见第17章）。克服拖延是一种激活疗法，学会它，你就走上了治疗抑郁的正轨。

认知行为疗法背后的科学依据

逾400项临床研究结果证明，认知行为疗法能有效治疗抑郁。心理学家巴特勒对该疗法进行了16次严格的元分析研究（即对相关研究结果进行统计分析），并对这16次元分析结果进行再分析，最后发现，认知行为疗法能有效治疗多种致残性疾病。

这充分证明，认知行为疗法治疗抑郁的效果比药物疗法好得多。如果药物疗法对你无效，那就试试这种综合疗法。

以读促变

阅读疗法，即借助阅读缓解负面情绪，可与个别心理疗法相媲美。效果显著的书籍均围绕抑郁等主题展开，作者均为心理健康博士专家，本书即为其中之一。

抑郁缓解手册只对部分人起作用，并不具有普适性。我有些患者，不管是否受抑郁困扰，他们都读过这本书，而且始终奉行书中的理念。其中有些为保持对抑郁的正确态度，常常温习书中重点强调的部分。但也有些病人对阅读并无兴趣，他们礼貌性地接过书本，然后随手弃置在角落，根本不去理会。

> 战胜抑郁过程中习得的技能会使你终身受益。

如果你属于前一类，相信自己掌握了方法就会付诸实践，那么只要遵循书中的步骤，你的自救之旅就走上了快车道。互动阅读可有效治疗轻度及中度抑郁。而认知行为自助阅读可用于治疗更为严重的抑郁。原因如下：

1.与治疗情境相比，一本构思精巧的抑郁自助手册能用更短时间阐明关键问题。

2.抑郁自助手册以实证作为支撑，明确了具体治疗步骤。

3.记忆力差也无妨。只要你愿意，可以反复阅读有帮助的部分。

4.节奏由你自己把控。你可以更深入地学习某一理念或进行某一练习，边学边测，边测边改。

5.虽然自助阅读和个体咨询代表两种不同的方法，但二者往往可以结合起来使用。

如果你相信能在阅读中有所收获，那么一本认知行为自助手册或许对你大有裨益。有些人认为，只要掌握了方法就能自我治愈，自助手册对他们来说尤为有效。然而，只有坚持不懈，阅读疗法的效果才能得到充分发挥。

系统学习心理技能

本书运用心理和自然疗法缓解抑郁并防止复发。因此，药物疗法和电痉挛疗法的利弊不在本书探讨范围之内。

有关抑郁的文献资料浩如烟海，且不断推陈出新，因此没有哪本书能涵盖所有内容。但我认为，本书经过修订，其系统全面程度远超同类书籍。

此外，书中阐释的心理学原理不仅能用来治疗抑郁，还可用于应对其他生活挑战，反复实践能获得更大的生活满足。

如果想充分发挥书中自助方法的效果，必须做到以下几点：

1.重点完成对你最有帮助的训练。如果你陷入了抑郁思维，首先着重解决这个问题。

2.你可能时常觉得，心情太过忧郁根本无法进行练习。如果总是这样自我暗示，那么你必须强迫自己跟上进度。越是你想逃避的练习或许越值得一试。

3.绝不为自己找借口。如果你认为做某件事有帮助，但不想脱离舒适区，请务必完成这件事。不妨想想，你曾忍受着痛苦和懊恼完成了多少大事？相信你会明白，强迫自己脱离舒适区能助你取得骄人的成就。

4.有些疗法已被证实对抑郁卓有成效，多加实践你便会发现，沉湎于抑郁思维根本无济于事。明白这一点是治疗的基础，能帮你克服抑郁、防止反弹。

5.每章结尾均附有"终结抑郁计划"，你可以将效果最佳的治疗理念和行动步骤记录于此，以便随时回看，从而战胜抑郁、防止复发。

如果你相信自己能战胜抑郁，请继续读下去。就算你认定自救希望渺茫，也请继续读下去。如果你属于后者，本书将指引你走出抑郁思维、消除无故悲观。你的想法或许会发生改变。

促成改变的方法

英文虽然只有26个字母，却能通过种种组合拼出数百万个单词，进而构成无穷无尽的短语、句子和段落。与此类似，你可以先学会最基本的自助策略，然后变换方式将其应用到生活之中。不管是9岁还是90岁，治疗抑郁什么时候开始都不算迟。

治疗抑郁如同一场艰苦跋涉。掌握了方法，你的旅途就会变得一帆风顺。本书为你提供了如下帮助：

1.列举了战胜抑郁的锦囊妙计。

2.提供了克服抑郁思维和强化应对技能的实践训练。

3.以文本框的形式突出了关键理念。

4.对关键理念进行了强化。即使你错过了某个点，书后面也可能出现相关联的点。

5.提供了克服抑郁思维的多种选择。

6.阐明了指导原则。

7.运用隐喻、明喻、类比、讲故事和寓言等手法，辅助记忆重要理念。

8.详细讲述了一些人勇敢面对并成功战胜抑郁的故事。

9.为你带来鼓舞。

10.帮你了解治疗抑郁的常规及全新技术。

11.教你用创新的态度看待和应对抑郁。

12.另有顶尖专家特地为本书贡献了战胜抑郁的小技巧。

20世纪早期法国教育家、哲学家朱尔斯·贝约尔提出，只要设定目标，信息将从四面八方涌来。

此外，你也会了解到抑郁的常见并发症及应对方法。本书讨论了抑郁的方方面面，并探索出了战胜抑郁的自助方法。完美主义会增加罹患抑郁的概率。如果你饱受完美主义思维折磨，第19章将给予你帮助。抑郁的人可能迟迟不愿接受治疗，想等到有所好转那天再着手解决，第5章将教你如何除去拖延心理。抑郁也会严重影响人际关系，第20章将告诉你应对策略。

抑郁没有十全十美的疗法。对于一些人来说，形成并坚持高度规律的日程可能有所帮助。但对另外一些人来说，药物疗法的作用可能更显著。但不管怎样，改变抑郁思维能让大多数人受益。一罐美味的酱料，必定是由多种优质食材调配而成，治疗抑郁亦是如此。不过无论哪种方法，既然选择了，那就尽力去尝试。

填补抑郁与良好心情之间的沟壑

认知疗法实施早期，你可能感到如释重负。心理学家阿尔伯特·艾利斯是首批发现这种快速转变的专家之一，他称这种初始的高涨情绪为预体验，但这种快速转变不止于此，也可能持续下去。研究发现，运用认知疗法对抗抑郁的患者更容易延续这种快速收获。

认知疗法早期，你确实能够窥见克服消极思维和改变抑郁认知的积极效果。你会明白，抑郁并不一定会贯穿你的未来，这是个良好的开端。但在对抗抑郁的过程中，你可能还需要完成其他步骤，以使愉悦心情延续下去，并且防止抑郁复发。

诚然，对于大多数人来说，克服抑郁感受、获得心理解脱需要耗费一定时间。虽然你能在几小时或几天内就学会战胜抑郁思维的方法，但应用这些方法可能需要花费数个星期甚至数月。这是因为，获取知识和运用知识完全是两码事。例如，你可以通过阅读了解如何开车，但要想真正学会驾驶，你必须手握方向盘实操。与之类似，只有采取对抗抑郁的行动，你才能成为治疗抑郁的专家。和习得任何新技能一样，学会战胜抑郁也需要花费一定时间。

你可能急于求成。大脑中被抑郁侵扰的部分可能比你预想的恢复得更慢。但在对抗抑郁思维的过程中，你的大脑也在建立给抗抑郁技能编码的结构。这样，通过不断练习，知与行之间的沟壑就会渐渐得到填补。

让自己做好迎接积极变化的准备

对抗抑郁就像修建墙壁。只有把砖一块块垒好，最终才能筑起高墙。

本书不仅阐述了如何对抗抑郁，也指明了达成这一目标的具体步骤。这样可以让你梳理思维、拓展所学、逐步掌握战胜抑郁的方法。

如果你发现难以集中精力于某个理念，那也无须着急，这是抑郁时的正常现象。你可以记下理念所在的页数，日后再来翻看，按照自己的节奏行进。但也要注意，你的节奏必须保证你能日益掌握克服抑郁的方法。

单凭自己能走多远？

本书适用于轻度至中度抑郁患者。当然，如果抑郁程度较重，但相信自己能够逐渐摆脱抑郁想法、情绪、感受和行为，也可参照此书。如何才能知道自己是否能够从该自助手册中受益？你可以问问自己：如果掌握了方法，是否能够付诸行动对抗抑郁？如果答案是肯定的，那么认知、情绪、行为疗法就值得你考虑。

假如你比邻居更容易感冒,那也不是你的错。抑郁亦是如此。但如果你想掌控自己身上和身边发生的可控事件,那就有责任做得更好。

运用自助方法对抗抑郁多久才算合理?这个问题取决于多个因素,没有单一的答案。对抑郁症状的耐受力因人而异,很大程度上取决于你对抑郁的韧性。抑郁拥有多种呈现形式,原因也各不相同。不同的抑郁有不同的发展过程。抑郁中通常掺杂着各种生理、心理和社会因素,做出改变绝非易事。不同抑郁症状下,诱发抑郁的生理因素不尽相同。尽管如此,规定时间期限或许仍能起到作用。

以往的抑郁经验可以用来预测抑郁的发展过程。如果你是第一次面临抑郁的挑战,则运用经过检验的方法能够明白自己可以做些什么。如果你的情况较为严重,那么该书或许能够用认知疗法增强你努力的效果。认知疗法可有效治疗重度抑郁。

越是自力更生,你就越能肯定自己的进步。不过,你也不必像孤独的旅行者那样艰苦跋涉。你可以寻求专业帮助,也可以用书中的信息作为支持。朋友、家人或互助小组都可以帮助你走完抑郁治疗之旅。与此同时,如果你面临的困境过度恶化,他们也能及时给予你鼓励,冷静地帮你调整对抑郁的看法。

如果可能,基于事实判断什么做法是正确的。将假象与事实分离开。例如,现实乐观主义是指相信自己能够找到提升自我的方法。如果有人告诉你(或自己告诉自己),抑郁的人不可能形成现实乐观主义,那就去质疑这种假设。如果假设属实,任何克服抑郁的行动都将徒劳无功。但是你会看到,摆脱抑郁情绪不仅可能,而且极有可能。这就是现实乐观主义!

什么时候要寻求专业帮助？

如果经过一定时间自助治疗后，你发现自己举步维艰，就可以考虑向专业医师咨询。根据自身情况，"一定时间"可能是几天，也可能是几个月。如果你即将失业，或者将失去一段重要的关系以及面临与抑郁有关的重大危机，那就应该考虑向专业人士咨询。

抑郁状态下，你可能时常感到痛不欲生。如果你经常萌生自杀想法，应立即寻求专业帮助，这件事不容拖延。自杀并非不可阻止。与专家一起对抗抑郁，让专家为你评估抑郁情况，帮助你厘清面临的问题，和你并肩作战。抑郁虽然可能击垮一个人，但也并非坚不可摧。

第一部分

战胜抑郁的基本技巧

了解古人战胜抑郁的做法。

许多名人也同样饱受抑郁折磨。

认清抑郁的不同伪装。

学会将悲伤与抑郁区分开来。

进行抑郁测试，发现抑郁焦点。

运用摆脱拖延的技巧，开启你的终结抑郁计划。

学会治疗抑郁的 12 个有效步骤。

习得自省技能，克服抑郁思维、情绪和习惯。

遵循自我引导六个步骤，战胜抑郁，提升生活质量。

历经五个变化阶段，强迫自己前进。

依照三步变化周期，克服拖延心理。

第 1 章

抑郁不是生活的全部

抑郁症究竟是什么？抑郁本身可能会这样回答："我就是抑郁，像北极的雾霭一样冷酷无情。我将摧残你的精神，熄灭你的灵魂，为你的思维笼罩一层忧郁。我一旦侵入你的身体，你将萎缩成一片枯叶，深掩在积雪之下，无处可逃。我的威力可不止如此，我能将你的大脑灌满忧思；我能将笑声变为哭泣；我能榨干你生活中的所有欢乐；我能夺走你的梦想，让你疲惫不堪；我能让你深感无助无望，难以自拔。只要你堕入了我的巨网，我将用无数根丝线将你牢牢束缚。"

但抑郁无法控制你的生活。本书将教会你许多具有科学依据、经过临床验证的治疗方法。遵循这些方法，你定将战胜抑郁，蜕变成更加高效、坚韧、开朗的自己。

你并不孤单

人人都可能遭受抑郁，名人也不例外。亚伯拉罕·林肯和温斯顿·丘吉尔都曾患有抑郁症。美国心理学之父威廉·詹姆斯，诗人埃德加·爱伦·坡、惠特曼和艾米莉·狄金森，喜剧演员罗德尼·丹格菲尔德，《60分钟》评论员迈克·华莱士，电视企业家泰德·特纳，脱口秀主持人迪克·卡维特，还有女演员凯瑟琳·泽塔琼斯，这些赫赫有名的人士都曾深陷抑郁无力自拔，但他们依然找到了克服抑郁的方法，为各自的行业继续作着贡献。

自20世纪早期，抑郁开始稳步蔓延。1991年至2002年间，美国抑郁患者人数翻了一倍。1986年至2006年间，英国年轻人抑郁发病率也翻了一倍。无论本研究是否正确反映了当前趋势，大多数专家都认为，抑郁发病率仍在攀升。

美国国家共病调查研究显示，20.8%的美国人一生中会罹患重度抑郁。2009年一项研究估计，7年时间内有19.7%的美国人口罹患轻度到重度抑郁，如果按一生的跨度来算，该数字可能更高。

> "抑郁"一词源自拉丁语"depressionem"，意为"向下压"和"降低"。

而且，与20世纪80年代和90年代的调查相比，我们还发现了一个重大转变。易患抑郁的人群已经由青年人转变为中年人。

即便是所谓的轻度抑郁，通常也会对生活的诸多方面造成严重影响。一旦患上了抑郁，你可能觉得没人关心、什么事都无所谓。但你并不孤单。据世界卫生组织估计，目前抑郁患者人数高达3.4亿。世卫组织还预测，未来，抑郁症将成为仅次于局部缺血性心脏病的世界第二大疾病。患有抑郁但不接受治疗的死亡率可能高于吸烟。抑郁早已成为女性的头号致残性疾病。

克服抑郁的旅途并不孤单，数以亿计同病相怜的人将与你同行。但是，克服抑郁终究还是需要落实到个人，必须亲力亲为。好在许多方法都可以帮你战胜抑郁、防止复发。

抑郁的历史

抑郁自古以来就困扰着人们。从有文字可考的历史起，许多与抑郁相关的有用信息都传承了下来。纵观抑郁的历史，你将了解到古人看待这种古老疾病的方式，学会一些已经经过时间检验的有效疗法。下面我们先来简要介绍一下抑郁的历史。

至少从文明诞生那天起，抑郁就侵入了人们的生活。早在五千多年前，抑郁就出现在了古埃及象形文字、绘画和雕塑中。当时抑郁还并不是什么坏事，反而是一大优势。如果你不认为抑郁可耻，而是将其视为生活中坎坷但自然的阶段，那就更有可能摆脱抑郁。古埃及人运用睡觉、旅行和跳舞等方法治疗抑郁。

古希腊时期，医学之父希波克拉底发现，抑郁呈现出多种症状，如无名恐惧、暴躁易怒、食欲不振、意志消沉和睡眠障碍等。他认为，人生来就易患抑郁，而高压环境会导致抑郁发作。人的生理状况能影响思维和行为，情绪又能影响疾病的发展。依现代标准来看，希波克拉底的许多观点都切中要害。他建议首先通过调整饮食结构和锻炼来对抗抑郁。

11世纪阿拉伯内科医生阿维森纳将抑郁归结为生理和心理原因。他是率先提出"走进抑郁，走出抑郁"的人之一。

> 莎士比亚的剧作中，哈姆雷特、麦克白和亨利六世等知名角色都患有抑郁症。

加利福尼亚心理学家兼主牧师乔治·摩瑞利发现，东正教沙漠教父将抑郁等同为意志消沉。这种状况由"错误的思维"引起，会导致行为能力丧失，可用"正确的思维"纠正。

17世纪英国学者罗伯特·波顿认为，抑郁是一种性格或习惯。因此，只要精神得不到满足，就可能导致抑郁。

波顿认为，抑郁既是一种生理状态，也是一种心理状态，可能没有明显的诱发原因，也可能超过某个原因的合理范围。他推断，抑郁可能源于过度想象，如将一件本来平常或美好的事想象得险象环生。波顿提倡运用饮食、锻炼和改变思维的方式缓解抑郁。

波顿在治疗抑郁的历史上有着特殊地位。他的《解剖抑郁》

是关于抑郁最为全面的研究，也是当时首本正式的抑郁自助书籍。书中阐释了抑郁与心理、生理和社会过程的重大联系，独到的见解在今天仍然切实有效。

抑郁的诱因

希波克拉底理论的现代版本即为应激理论。该理论是艾伦·贝克理论的核心原则。易患抑郁的属性（素质）和诱发情形（应激）共同导致了抑郁。素质可能是神经化学活动或早期负面经历等。应激可能源于失业、离婚、丧偶、婚姻多年濒临破裂，或麻烦困难越积越多。与糖尿病、冠心病、肺炎、肠道易激综合征和贫血等具体疾病相比，抑郁可能居于其次。

大多数情况下，人患抑郁之前会经历一件或一系列诱发事件，包括失眠。你可能习惯于消极思考，或将问题无限放大。这极有可能引发抑郁。广泛性焦虑是抑郁的前兆。

抑郁也可能凭空而来，找不到任何明显的应激事件诱因。《瓶中美人》的作者西尔维娅·普拉特就是个生动的例子。她有一个帅气的男朋友，从事着热爱的事业，但还是患上了抑郁症，就像被玻璃罩扣住了头部一样，无时无刻不有一种与世隔绝的感觉。《瓶中美人》描述了普拉特无望、煎熬和自贬的情绪，表现出双相抑郁的特点。

抑郁有多种诱因。早熟可能引发抑郁，久坐、长期失业、快速社会变化以及很多心理、社会和生理因素均可导致抑郁。了解抑郁不断增多的原因固然重要，但同时也必须采取纠正措施克服抑郁，学会适应社会中的逆境。

面对严重抑郁的正确做法

大多数人不加甄别，就草草给情绪贴上"抑郁"标签。从最低程度来说，抑郁至少也是指持续不断的负面情绪，但会间歇性感到释怀。

即便忧郁情绪持续了几天或几周，也不一定要大惊小怪。这可能是生活正常的起起落落。生活中难免会遭遇挫折、心情忧伤、时运不济、喜怒无常，这时自然会忧郁沮丧，但并不一定代表你患上了抑郁症。你和另一半打了一架，然后说自己抑郁，但这和受伤与愤怒有什么区别吗？你在高速公路上爆了胎，偏偏又找不到千斤顶，然后说自己抑郁，但这和沮丧有什么区别吗？你没有获得晋升，然后说自己抑郁，但这和失望有什么区别吗？你最好的朋友搬到了国外，然后你说自己抑郁，但这和悲伤有什么区别吗？人们常把这些生活的起伏与抑郁混为一谈。

导致抑郁的因素

○ 抑郁容易在家庭中蔓延。

○ 酗酒和吸毒可能导致抑郁。

○ 不切实际的幻想、担忧、焦虑、失败感和愤怒均可增加罹患抑郁的风险。

○ 完美主义性格、缺乏自信以及孤僻寡言均可导致抑郁。

○ 人生的重大变化可能导致抑郁，如丧偶等重大变故以及结婚、生子、搬家等彻底改变生活的大事。这些变化均可造成巨大的压力，进而导致抑郁。

○ 对于女性而言，生产过后或更年期容易造成化学或激素失衡，增加罹患抑郁的风险。

○ 对于两性而言，神经递质活性降低等化学失衡可能导致抑郁。

○ 濒死经历以及生理、性和心理虐待等创伤性经历可能增加罹患抑郁的风险。

○ 贫困生活、危险环境和慢性疾病等生活境遇也可能增加罹患抑郁的风险。

抑郁超过了失望、失落、丧亲的悲伤、假期忧郁或心情低落等正常情绪的范畴。失望几个小时就能过去。丧亲的悲伤也会随时间消逝。然而抑郁却不依不饶、难以忍受，如同生活被剥夺了一般，几周、几个月，甚至几年也无法摆脱。不是随便给自己打打气就能振作起来、继续生活。就像断了的腿需要时间痊愈一样，战胜抑郁也不是一朝一夕的事。

本书将教会你一些认知和行为技能，在生活中多加实践，你就能掌控抑郁中可掌控的部分，比如抑郁思维。这些技能都能帮你治疗抑郁。凭借这些方法去迎接能让自己和他人受益的挑战，这样就能练就自身的韧性。如果未来某天你感觉有复发的趋势，那就再拾起这些技能，防止抑郁卷土重来。

抑郁的多面性

抑郁绝不是一种简单、统一的疾病，不同人的诱因和症状可能有所不同。除了抑郁情绪，大多数患者还会表现出特殊的非典型症状。抑郁是一种复杂的疾病，具有多种诱发原因和表现形式。抑郁会由轻度逐渐向重度发展。即便有时低于诊断标准，也仍会造成极大困扰和沉重负担。

你的一些或许多经历都可以归结为抑郁。然而你是一个复杂多元的个体，单单"抑郁"一词根本无法概括全面。你有着复杂的思维、情感和做法，具备无数种特质，只是恰巧现在身陷抑郁。这意味着，抑郁并不是你的全部。

了解所患抑郁的类型有助于治疗。规划日常活动也能带来好处，对双相抑郁患者尤为有效。体育锻炼可有效治疗重度抑郁。但不管什么类型的抑郁，均涉及抑郁思维、对待抑郁的情绪反应和抑郁行为习惯，解决了这三个关键问题定将大有裨益。

只要揭开了问题的面纱，问题就不会再显得神秘，总有解决办法。然而，经历过抑郁的人都可以证明，了解抑郁固然重要，但仍需要采取治疗措施。

重度抑郁

每个人都会时不时感到心情低落，这并不是真正的抑郁。重度抑郁完全是另外一回事。重度抑郁的核心特征为：心情忧郁，对几乎所有事物都提不起兴趣，感受不到乐趣。重度（单相或临床）抑郁呈现出一系列症状，包括但不限于：

○ 抑郁思维。

○ 容易沮丧。

○ 睡眠障碍。

○ 食欲不振。

○ 注意力不集中。

○ 自我贬低、自我怀疑、优柔寡断。

○ 丧失理想和热情。

○ 丧失性欲。

○ 行动迟缓。

○ 身体疲惫。

○ 自杀冲动。

依据当前的专业标准，上述症状持续两周或以上即可确诊为重度抑郁。然而这个时间范围较为宽泛随意，而且目前正对抑郁类型的定义进行调整，以增加或删除某些类别。如果你之前患过抑郁症，你可能首先需要在两周内解决抑郁复发的问题。

丧亲、重大损失和创伤性经历均可导致重度抑郁。担忧会引发一般性焦虑，进而造成抑郁。消极地自言自语会产生负面情绪，反复发生就可能导致抑郁，也会影响本就抑郁的情绪。当然，抑郁也可能无缘无故发作。

如果需要诊断是否患有抑郁症，建议咨询专业人士。

恶劣心境抑郁或慢性抑郁障碍

恶劣心境抑郁是指持续两年甚至更久的轻微抑郁。该类型抑郁症属于轻度抑郁。记得提醒患者这一点，不必过分担忧。

在介绍恶劣心境抑郁的积极方面之前，我想先阐述一下有关该抑郁类型的主流观点。人一生中有70%的时间会感到心情低落。恶劣心境抑郁患者的工作效率和生活质量均相对较低。恶劣心境抑郁可以治愈，不过一旦患上，很难再感受到生活的乐趣。你可能变得脾气暴躁、性急易怒。你会理所应当地认为，生活永远都将这样下去。借酒消愁看起来是个好办法，但酒精等麻醉物只会加重病情。

除心情低落、急躁不安、得过且过外，恶劣心境抑郁通常还伴有焦虑。拖延心理十分普遍，但从表面看，目前的研究对此并未过多提

及。然而这是个有趣的机会，你可以同时克服恶劣心境抑郁和拖延心理。（见第5章）

恶劣心境抑郁通常发生在重度抑郁之前，不过有时也可能滞后发作。同时患有恶劣心境抑郁和重度抑郁的情况叫作双重抑郁。尽早识别和治疗恶劣心境抑郁有助于降低罹患双重抑郁风险。

"慢性"一词是否恰当？

新版美国精神病学会诊断手册把"恶劣心境抑郁"改为"慢性抑郁障碍"。但"慢性"一词可能会引发误解。过去45年来，我一直和抑郁症患者打交道，他们大多数都患过恶劣心境抑郁，其中有的甚至持续了几十年。但失落情绪只是看起来会一直持续，大部分人最终都得以摆脱，做出了积极的改变。

称此种抑郁状态为"慢性"可能造成以下两方面消极影响：

○ 由于没有理由期待能做出多大改变，治疗所谓慢性抑郁患者的医师容易浅尝辄止。

○ 长期无法摆脱抑郁的人本身就面临着巨大挑战，而这时再贴上"慢性"的标签，无疑只会雪上加霜。如果你早就认为自己无力做出改变，这个标签会给本就悲观的情绪再添沮丧和忧郁。

与其将自己归为慢性病人，不如看看抑郁可治疗的一面，尽量努力前进。

你可以改变抑郁思维，减轻心理负担。

你可以提高情绪恢复能力，避免受消极情绪摧残，时常保持愉悦心情。

你可以进行并强化能带来良好效果的行为。这可以增强自信，进而去做更多能够营造愉悦心情、产生积极效果的事情。

你也必须接受现实。某些类型的抑郁比其他类型更加顽固。所以你必须考虑改变生活方式，付诸具体行动，以缓解抑郁的身体症状。你可以规划日常活动，增强体育锻炼，识别并消除抑郁思维，防止抑郁思维失控。

> 抑郁有不同的诱因，呈现出不同的形式，表现出不同的程度，持续时间也因个人和情形而异。你应当深入了解抑郁，选择最适合自身能力和情况的治疗方式，知道什么时候需要专业建议。

不要认为抑郁"经久不衰"，为什么不相信自己能坚持不懈？你的心理学知识会日趋丰富，你要不断加以运用，不断获得成长，面对人生中的一切挑战。

适应障碍

重大人生变故可导致适应障碍，包括离婚、失业、财产损失（由失窃、飓风、洪水、龙卷风和火灾等所导致）、冠状动脉搭桥手术、股市损失和背叛等。

你会感觉心情低落。艰难的处境让你满心忧思、精神紧张。你会产生抑郁思维，将紧张的感觉和情绪无限放大，抑郁的心情更加挥之不去。不过，许多方法都可以帮你改变这种处境。总有一天你会振作起来。

适应障碍与重度抑郁有哪些不同？适应障碍作用强度更低、持续时间更短。患者一天之中可能经历更大的情绪起伏。人们以为这属于轻度抑郁，但其实也不容忽视，可能会发展成为重度抑郁。

产后抑郁

大约13%的女性生产过后有罹患抑郁的风险。

产后抑郁与其他类型的抑郁症状相似：

- 情绪低落。
- 约会困难（由于过度肥胖或过度消瘦）。
- 睡眠障碍。
- 丧失性欲等兴趣。
- 头痛、背痛以及其他各种疼痛。
- 注意力不集中，健忘。
- 过度担心孩子，害怕孩子或自己受伤。
- 产生抑郁思维，感到无助、无望、自贬、羞耻或惭愧。
- 易怒。
- 自责。

可以借助教育和短程心理治疗克服产后抑郁。如果你患有产后抑郁，本书将教会你一些纠正措施。

季节性情感障碍

北方的冬天会发生一系列气候变化：白昼缩短、严寒降临、大雪纷飞、路面泥泞、阴沉多云。许多人无法忍受这样的季节。与明朗的夏日相比，冬天显然更萧瑟压抑。

有些人一旦遇到上述天气，情绪就会跌落谷底，术语称为季节性情感障碍。在四季分明的地区，季节性情感障碍大约开始于深秋，持续到次年春天才会结束。

季节性情感障碍似乎与地区有关。南加利福尼亚和佛罗里达很少出现这样的病例，该抑郁类型主要集中在北方。10%左右的北方人会深受这种冬季忧郁综合征困扰，还有更多人有轻微症状。

季节性情感障碍患者常常目光呆滞地盯着电视，更容易对伴侣和朋友发火，可能过度担心未来。

但只要白昼增长、日照增多，季节性情感障碍就会自动消失。如果你患有该类型的抑郁，第18章将教你如何在冬日获得解脱。

非典型抑郁

非典型抑郁其实是更典型的抑郁类型之一。非典型抑郁的症状与一般的重度抑郁有所不同。重度抑郁患者可能失眠，但非典型抑郁患者反而嗜睡。重度抑郁患者可能身体消瘦，但非典型抑郁患者反而体重增加。不管是重度抑郁患者还是非典型抑郁患者，都可能对拒绝极为敏感，但非典型抑郁患者的情况更为严重，更容易对真正和臆想的拒绝反应过度。

对于重度抑郁患者来说，好朋友意外来访可能并不会引起情绪波动，但任何此类积极改变都能暂时缓解非典型抑郁患者的情绪。

美国心理学之父威廉·詹姆斯就可能患有非典型抑郁。他曾言，自己因为太过抑郁而无法动弹，看到一只鸟掠过窗边，他的心情瞬间轻松了起来。

就像应对其他类型抑郁一样，你也可以运用认知和行为干预疗法有效治疗非典型抑郁。

> 有些类型的抑郁经常被误诊，医生给予了患者错误的疗法。
> （Kessler 等，2006）

双相障碍

如果你感到情绪低落，而且持续出现以下两种或多种症状，那就需要注意是不是患上了抑郁：

○ 丧失了对生活的兴趣，找不到生活的乐趣。

○ 失去了性欲。

○ 生活中充斥着过多低落情绪。

○ 抑郁严重影响了你的日常生活。

○ 长期遭受睡眠障碍、食欲不振。

○ 冷漠无趣、无精打采、枯燥乏味。

○ 感觉自己无望、无助、无用。

○ 注意力不集中。

○ 难以忍受不适感。

○ 萌生自杀想法。

公元2世纪，希腊内科医生阿雷提乌斯（Aretaeus）率先发现，情绪在低落和高涨两个极端之间摇摆不定的症状属于同一种疾病，也就是现在所说的双相障碍。他还认为双相障碍可能引发其他类型的抑郁。

双相障碍主要分为I型和II型。I型双相障碍表现为，情绪时而高涨，甚至是躁狂，时而抑郁。必须在躁狂阶段进行有效控制，碳酸锂等药物效果极佳。

II型双相障碍与I型相似，但不会达到躁狂的程度。这种没那么激烈的"高涨情绪"叫作轻度躁狂。

轻度躁狂表现为：大脑中万千思绪飞速闪过、语速加快、性欲增强、消费冲动升高。高涨情绪比低落情绪持续时间更短，悲伤、焦虑、愧疚、愤怒和无望的心情更加绵长。

双相障碍患者生活中有高达33%的时间都在抑郁中度过。他们可能几个月甚至几年时间始终饱受抑郁折磨，但又不愿寻求帮助。5-羟色胺再摄取抑制剂等抗抑郁药物可能会加重双相抑郁。而本书提到的认知–行为阅读疗法能起到更好的效果。

许多成就非凡的人都患有双相抑郁，例如作曲家贝多芬、幽默作家马克·吐温、美国心理健康运动奠基人克利福德·比尔斯以及女演员凯瑟琳·泽塔·琼斯。

如果你确诊为双相障碍，首先需要了解这种抑郁类型，明白双相障碍一生都难以摆脱，必须特别关注。许多人都像接受糖尿病一样，乐观接受了自己患有双相障碍的事实。他们同时也积极采取行动，努力战胜双相障碍。

治疗双相障碍就像坚持减肥计划一样，需要付出特别的努力。克服抑郁思维，遵循规律日程，你的生活就会变得明媚起来。

隐匿性抑郁

> 当生活满是抑郁的黑暗，那就去寻找一线亮光。

隐匿性抑郁虽然不是传统抑郁类别，但仍值得关注。有些人可能将抑郁隐藏在愤怒、酒精、毒品和笑脸之下。鲁杰罗·莱翁卡瓦洛的歌剧《丑角》告诉了我们什么是悲伤的笑脸。剧中的丑角用微笑掩饰他的泪水。在《小丑之泪》中，史摩基·罗宾逊唱道：每当周围空无一人的时候，小丑就会孤独地哭泣。其他类型抑郁患者，也可能用笑脸掩饰自己孤独的悲伤。

抑郁容易导致错误决定

为了摆脱抑郁，一些人可能会做出冲动的决定，如辞职、搬家、离婚和冲动消费等。这种情况下做出的改变会造成极其严重的后果。从沿海城市搬到内陆农舍并不能保证药到病除。

处于抑郁状态时，不应该更换伴侣、辞去工作、卖掉房子，也不应该躲进森林深处的小屋寻求庇护，更不应该破罐子破摔、放弃自我。

大多数专家建议，重度抑郁状态下不适合做出重大人生决定。抑郁可能蒙蔽了你的判断。不过也有例外。比如，如果你生活在高犯罪率地区，最近还遭受过袭击，有可能的话建议搬到安全的地区，从而摆脱高压环境，消除抑郁诱因。

悲伤不是抑郁

来自新罕布什尔州辛斯代尔市的墓碑上的诗歌

伊莱休中尉与露西娅·斯特宾斯之爱女梅兰达·斯特宾斯
1803 年 2 月 3 日香消玉殒，时年 16 岁
她来到这个世界不久，
从未感到痛苦内疚，
也永远不会，
因为她的肉体凡胎已置于幽深的墓穴，
远离俗世悲伤忧愁，
楚楚的衣衫终将化为尘埃，
将来会有那么一天，

死神的身影将会变淡，

坟墓就让它腐烂，

身着不朽盛装的梅兰达，

完美无瑕如鲜花，

毅然绝尘于天涯。

如果你经历过悲伤之后还能安然无恙，那你可能主动寻求悲伤，这就是催泪电影大受欢迎的原因。人们也会阅读悲情小说，感受悲伤的氛围。所以，人们惧怕的并不是悲伤本身，而是导致悲伤的失落。

悲伤是苦乐参半的记忆。难以抑制的失落、夺眶而出的眼泪、今非昔比的记忆，这些都是悲伤，或者说失去珍贵之物或至爱之人的自然反应。悲伤不只是一种情绪，更是来自心底的深刻意识。悲伤是肃穆的情感，或许转瞬即逝，或许挥之不去。

失落在所难免，悲伤也无法逃避。我们依恋着许多人、动物、理想和地点，悲伤也就自然而然成了生活的一部分。失落的程度并不重要。孩童会因为一只心爱的仓鼠离世而号啕大哭，但其他人可能不以为意。在孩童眼中，那就是件天大的事。他们感受到的，也是实实在在的失落感。

失落有不同的表现形式，出现在不同的时间。失去习以为常的人或物会对心理系统造成巨大冲击。孩子远离家门、自力更生，父母会忍不住想念。朋友离世带来的空虚感，可能几年都不会消失。所有这一切都会带来悲伤，但一切都无法逃避。

我有个发小名叫阿尔，身高接近两米，体重约150公斤。他的女儿伊琳离世时，高大魁梧的他也会绝望到崩溃。他问道："我可怎么熬得过去？"没有人能回答。只能让时间将悲伤慢慢磨灭。我能做的也只是陪着他。我为伊琳写了一首悼诗。那一刻，我深感自己的无力。

伊琳离世同一年，阿尔也因癌症撒手人寰，我感到无比失落。一想起从孩提时代到他离世时的点点滴滴，我的心中不禁涌起阵阵悲痛。我给他扫墓的时候，在地里埋下了一枚旧硬币。这种行为可能很愚蠢，或许吧！阿尔生前喜欢收集旧硬币。

我的爱犬阿波罗去世的时候，我也抑制不住地哭了出来。它走之后，我感觉空空如也，无比孤独。十五年来，阿波罗和我一直相互陪伴。现在我仍经常四处张望，但再也见不到它的影子了。我一听见窸窣的响声就抬头看看，却每每失望。我看到外面的草丛里有东西在动，可惜也不是它。

失落和孤独是悲伤的一部分。但是，失落也让我感受到了存在的意义。我又养了一只狗，名叫赛德尔，填补了内心的空缺。生活还得继续。一天，我和妻子沿着乡间小路散步，偶然碰到一片美国独立战争时期的墓地。一块墓碑上的碑文引起了我们的注意。那一刻我们领会到，人们穿越时间和空间，依旧表达着对失去的悲伤。小节开头那首诗就是墓碑上的碑文。

如果我们建立起的一切联系都没有意义，那么也就不存在悲伤。之所以会感到悲伤，是因为我们知道什么是喜悦、珍贵和依恋。悲伤让我们意识到自己是鲜活的人。它是我们生命肌理的一部分，也是我们与生俱来的特质。接受了这个现实，即使经历再大的失落，你也不会为否定、愤怒和屈服的情绪所困扰。虽然接受悲伤已经足以化解你的情绪，但同时也可以付诸行动，比如写诗、攒钱、画画、散步、解决问题。悲伤终将过去，生活仍将继续。

不管是失落还是悲伤，都需要时间难过，也需要时间痊愈，一切都是时间问题。过程可能漫长煎熬，但总有一天你会接受现实，获得解脱。这是悲伤的必经过程。但如果失落感源于一场悲剧，进而又引发了抑郁，那就需要花费大量时间和精力才能释怀。

情绪低落是抑郁患者的普遍症状，但抑郁复杂得多。90%的重度抑郁患者拥有睡眠障碍。60%的抑郁患者都曾感到焦虑。50%的患者伴有易怒症状。还有些人表现出抑郁的所有常见症状，只是程度不同。

鲍勃的未婚妻简在婚礼前几个小时遭遇车祸，不幸离世。鲍勃惊慌无措，难以接受，悲痛万分。三年之后，鲍勃依旧无法释怀。他告诉自己："如果简出发之前我给她打个电话，她就会晚些时候再经过十字路口。""没有她我根本活不下去。""我再也找不到像简这样的另一半。"抑郁将鲍勃的世界团团围住，他再也感受不到生活的乐趣。鲍勃原本是个网球迷，但简去世后，他的球拍已经积满了尘土。他再也没有和朋友聚过餐，家中的事他也不闻不问。他原本是个出色的会计，但最后还是辞掉了工作。从那以后，他只做零工，在汽车美容店擦擦车之类的。

生活的琐事让他不堪重负，始终无法振作起来。他半夜常常梦到车祸的惨烈情景，在阵阵恐惧之中惊醒。他情绪悲观、想法消极、憎恶自我，导致悲上加悲。后来鲍勃学着消解负面想法，认清简的离世他根本无能为力，内心的躁动也就软化成了悲伤。几个月后，他重续会计生涯。本书写作之时，他早已开启了幸福美满的婚姻，还添了三个孩子，家庭是他巨大的快乐源泉。简已经成为他珍贵的一段记忆。

悲伤与抑郁大不相同。悲伤有着特殊的意义，抑郁只是障碍。悲伤承载着失去的美好，抑郁只会让人无助无望、思维消极、备受煎熬。悲伤体现了失去的意义，而抑郁只是内心的忧虑，最后爆发出难以遏制的怒火。悲伤之中蕴含着深度的体验。

但抑郁和悲伤也能共存。接受悲伤，克服抑郁。

即使摆脱了抑郁，你依然可能感到悲伤。

如何承受悲伤？

威奇塔州立大学心理学教授、《抑郁的接受与实现疗法》的作者罗伯特·泽特尔介绍了一个缓解悲伤的技巧：

面对亲友离世与生活挫折，人难免心生悲伤，这是一种自然健康的情绪反应。悲伤的眼泪与欢乐的眼泪具有同等价值。不妨想想，像友谊和爱情这样赋予了生活意义和乐趣的事物，是不是也会为你带来最为深重的痛苦？然而，这并不是隐居避世的理由。恰恰相反，我们更应该去珍惜身边的人，他们也同样珍惜着我们。

悲伤的问题并不在于悲伤本身，而在于刻意抑制悲伤时那种与生活脱节的感觉。你可能会劝自己，现在你已经在意那些一度对你极为重要的事物，以此尽可能地减轻痛苦；你还可能循规蹈矩地生活，努力避开一切挫折，防止再度经历悲伤。退一万步讲，这样即使能缓解悲伤，不也剥夺了快乐吗？

因此，应当换一种思路。人生种种关系赋予你的强大力量，不是用来缓解或防止悲伤，而是用来承受悲伤。想象一下，假如你可以把悲伤丢进垃圾桶。即便你想用这种方式将悲伤抛之脑后，经验也会告诉你，这根本不可能实现。你转身离去，悲伤也如影随形。所以你只能尽量远离悲伤，最好做到眼不见心不烦，这是承受悲伤的一种方式。比方说，有一个两到五公斤的物体，例如一个金属垃圾桶或一袋土豆，你是选择背着它走，还是像抱婴儿那样把它抱在胸前？

促进积极改变的 12 个步骤

抑郁会阻碍你采取积极行动。你可能感觉精力匮乏，但必须明白，悲观情绪能够干扰你的判断。本节将探讨我所了解的最佳自然心理疗法。这是我当初罹患抑郁时为自己设计的一套方法。即便是心理学家可能也逃不过抑郁的纠缠。

35年前，我患上了中重度抑郁。毫无疑问，当时我的心情极为低落。症状包括早醒型失眠（早醒且无法再度入眠）、暴躁易怒、食欲不振、身体疲乏以及注意力不集中。我时常觉得仿佛身背一块磁铁，在过膝深的沥青坑里艰难挪动。

我的病情发展缓慢。究其原因，与重大生活变故和长时间工作有关。抑郁悄悄侵入了我的身体，首先只是表现出些许迹象，后来完全将我淹没。当时如果知道抑郁即将降临，我一定会尽早采取治疗措施，但我没想到自己会患上抑郁。

我明白必须要积极对抗抑郁，哪怕微小的治疗措施也具有重大意义。三个想法让我受益匪浅：

○ 抑郁总有消失的一天。
○ 活动疗法能有效遏制抑郁。
○ 抑郁思维只是一种思想状态，并非确凿的事实。

我没有奢望能快速振作起来，但我也知道，绝不能放任抑郁恶化。

我认清了抑郁的表现，知道自己需要面对什么。我也曾帮别人战胜了抑郁，这种知识背景和成功经验是我的独特优势。那些方法如果对我的病人有效，那肯定也能帮我自己走出抑郁。

好在我了解抑郁的认知特征，即特殊的思维模式，如无助和绝望，经常伴随抑郁产生。明白了这一点，我变得更容易接受消极想法的存在。我将它们视为抑郁的症状。于我而言，那些想法不是抑郁的诱因，而是抑郁的反应。每当有消极想法出现在脑海中，我便立即调整思维，重新从现实视角看待问题。

不得不承认，这些疗法我自己不能总是娴熟运用。但我特意克服了抑郁思维，取得了出色的效果，缩短了抑郁的持续时间。因此，克服抑郁思维的方法将贯穿本书始终。

以下是我缓解抑郁的12个步骤，我常推荐给家人、朋友，想必也会对你有所帮助。

1. 避免抑郁思维陷阱。
2. 增强锻炼。
3. 健康饮食。
4. 保证充足的休息和睡眠。
5. 合理利用心情抑郁的时间。
6. 维持健康的人际关系。
7. 迅速解决矛盾。
8. 呼吸新鲜空气，沐浴明媚阳光。
9. 坚持优先事项。
10. 每天寻找一点新鲜感。
11. 每天做出一点改变。
12. 坚持不懈。

以上12个步骤适用于所有抑郁类型，只不过效果存在些许差异。现在我再添加一项"活动规划"，第17章将告诉你如何运用这个方法。

以下是我坚持这12个步骤的过程：

避免抑郁思维陷阱。每当遇到抑郁思维陷阱，我都会立即避开。我时刻监控自言自语的内容，迅速识别并克服抑郁思维。

增强锻炼。我报名去健身房，留出专门时间进行体育锻炼，每周五次。懈怠的时候常有，但我会强迫自己执行。体育锻炼消除了我的疲乏，让我的注意力更加集中，打破了抑郁恶性循环。

健康饮食。虽然胃口不好，但我仍坚持规律进餐。

保证充足休息和睡眠。我没有刻意去解决睡眠不连续的问题。每次醒来，我都运用放松技巧帮助自己再次入睡。这个方法具有良好的恢复作用。

合理利用心情抑郁的时间。我巧妙地将早晨失眠的时间利用了起来。每天凌晨4点到上午9点，我用这段时间进行创作，写成《立即行动》一书。虽然写作过程单调乏味，但我还是坚持了下来，最后顺利出版。9点过后，我开始接待病人。这也是没办法的事，很多人还指望着我。

维持健康人际关系。我努力与周围的人保持良好人际关系，一有机会就扎进人堆，避免独处。与他人相处时，我从不抱怨自己的坏心情。相反，我鼓励别人多讲讲他们自己。大多数人更愿意表达而不是倾听，我的做法恰合他们的心意。

迅速解决矛盾。只要矛盾和困难出现，我就强迫自己立即解决，防止恶化。

呼吸新鲜空气，沐浴明媚阳光。每天中午我都要到外面晒晒太阳，散半个小时步。

坚持优先事项。精力不足时，我尽量不让自己透支。我取消了日程上的诸多琐事，只坚持优先事项。

每天寻找一点新鲜感。每天我都会努力寻找不曾见过的新奇事物。散步时，我会刻意去看屋檐下的滴水嘴、树上的鸟巢，还有长相有趣的人。这让我不再去想抑郁的心情，只关注新奇的事物。寻找新鲜感可有效地将注意力从抑郁转移开。

每天做出一点改变。每天我都会对日程做出一项改变。改变不能随心所欲，需要制订具体的行动计划。第一天制订计划，第二天再去执行。我先在大脑中把计划演练一遍，等计划时间一到再付诸行动。改变并非必须翻天覆地，换一家餐馆吃早餐，或沿反方向走过一个街区即可。不过有时我也会装得很外向，这样真能让我觉得自己就是那种性格的人。

坚持不懈。我相信自己的计划能起到效果，所以选择坚持到底。不过说起来容易，做起来难，我总要强迫自己跟进计划。但是慢慢地，行动逐渐成为习惯，即使内心不情愿，身体也会不由自主动起来。但说实话，我也抗拒采取治疗措施。

我虽然未能严格遵守这12个步骤，但坚持的过程也还说得过去。四个月后，我摆脱了抑郁。但其实不到两个月时间，我就已经度过了最煎熬的阶段。自那以后，我始终坚持着这12个步骤，很少再感到抑郁。虽然有时也会心情低落，但仅仅一两天就能过去。

终结抑郁计划

如果你记忆力非凡，就可以将整本书铭记于心，随时翻看适用于你的部分。但具备这种能力的人毕竟是少数。你不必掌握所有关于抑郁的知识，也无须将所有治疗方法都加以运用。有选择性地汲取是更明智的选择。

抑郁日志是记录重要想法的经典方法，也是跟进终结抑郁计划的有效途径。每章结尾处均附有一份抑郁日志，你可以将最有帮助的想法和练习记录于此，也可以写下你检验它们的方式以及产生了怎样的效果。反复实践有效的理念和做法，总有一天你能做出积极转变。快试试看吧！

关键理念（本章中你认为最有帮助的三个理念）：

1.＿＿＿＿＿＿＿＿＿＿＿＿＿＿＿＿＿＿＿＿＿＿

2.＿＿＿＿＿＿＿＿＿＿＿＿＿＿＿＿＿＿＿＿＿＿

3.＿＿＿＿＿＿＿＿＿＿＿＿＿＿＿＿＿＿＿＿＿＿

行动步骤（你认为有助于克服抑郁的三个步骤）：

1.＿＿＿＿＿＿＿＿＿＿＿＿＿＿＿＿＿＿＿＿＿＿

2.＿＿＿＿＿＿＿＿＿＿＿＿＿＿＿＿＿＿＿＿＿＿

3.＿＿＿＿＿＿＿＿＿＿＿＿＿＿＿＿＿＿＿＿＿＿

执行过程（如何执行上述步骤）：

1.＿＿＿＿＿＿＿＿＿＿＿＿＿＿＿＿＿＿＿＿＿＿

2.＿＿＿＿＿＿＿＿＿＿＿＿＿＿＿＿＿＿＿＿＿＿

3.＿＿＿＿＿＿＿＿＿＿＿＿＿＿＿＿＿＿＿＿＿＿

实施结果（有什么可利用的收获）：

1.＿＿＿＿＿＿＿＿＿＿＿＿＿＿＿＿＿＿＿＿＿＿

2.＿＿＿＿＿＿＿＿＿＿＿＿＿＿＿＿＿＿＿＿＿＿

3.＿＿＿＿＿＿＿＿＿＿＿＿＿＿＿＿＿＿＿＿＿＿

第 2 章

抑郁测试和行动指南

我们时常会盘点人生，看看何时顺遂安好，何时不如人意，何处应该放弃，何处需要坚持，又该朝哪个方向前进。

> "未经审视的人生无异于虚度。"——苏格拉底

为帮助你回答上述问题，本章提供了一份抑郁测试，以便确定需要关注和改变的关键领域。测试过后，我会介绍一些对抗抑郁的创新方法。

如何进行抑郁测试？

抑郁轻可造成生活不便，重则使人丧失行为能力。请注意，以下测试无法帮你了解抑郁的严重程度。测试并不是为了诊断抑郁，而是为了检验你是否具有抑郁思维、抑郁情绪、抑郁行为和相关症状，这些都可以改变。测试可识别大致问题领域，对应章节将教你如何解决特定问题。

抑郁测试

阅读每项"抑郁表述"，依据实际情况选择"否""轻微"或"是"。以过去两周为基准，在最能反映你真实情况的选项下面打钩。最后一列注明了问题的对应章节，以便查找。

抑郁表述	否（0）	轻微（1）	是（2）	对应章节
1. "我感到心情忧郁。"				1，3，13，17—19，21
2. "我无法确定事情的轻重缓急。"				3，5，16—17
3. "我无法做出改变。"				4，6，7，14，18，22
4. "我无法坚持计划。"				5，7，17—19，21，22
5. "我有无法变好的理由。"				5，12，16，18
6. "我永远不能康复。"				6，8，17—18
7. "我思维消极。"				6，13—14，21
8. "我的生活每况愈下。"				5—6，14
9. "我深陷消极想法无法自拔。"				7—8，22
10. "我不断自责。"				8，12，15，19—20
11. "我感到无助。"				1—22
12. "我觉得自己毫无价值。"				6，9，19
13. "我的未来一片黯淡。"				11，17
14. "我感到难过。"				13，21
15. "我不想再活下去了。"				1—22
16. "我经常无缘无故生病、感到疼痛。"				13
17. "我感到身体疲惫。"				13，21

续表

抑郁表述	否（0）	轻微（1）	是（2）	对应章节
18. "我感到紧张焦虑。"				14，21—22
19. "我会突然感到阵阵恐惧。"				14
20. "我无法摆脱过去的创伤。"				14
21. "我暴躁易怒。"				15，20
22. "我总是感到愧疚。"				15
23. "我为自己感到羞耻。"				15，21
24. "我很容易沮丧。"				16，21
25. "我很容易分心。"				16
26. "我通过吸烟或药物让自己冷静下来。"				16，21
27. "我缺乏体育锻炼。"				18
28. "我感到食欲不振。"				18
29. "我有睡眠障碍。"				18
30. "我逃避该做的事。"				5，19
31. "我无法保持良好人际关系。"				20
32. "我的性生活不和谐。"				20
33. "我感到孤独。"				20
34. "我害怕再次抑郁。"				21
35. "一想到身患抑郁，我就更加抑郁。"				22

每个"轻微"记1分，每个"是"记2分，计算出总分。

如何解读抑郁测试？

如果心情抑郁，总分可能相对较高。如果总分为30分及以上，本书就是你的不二之选。如果总分为满分70分，那意味着本书绝大多数治疗措施你都用得上。但低于30分也不意味着你安然无恙。如果你只有一项选择了"是"，那这项内容未来可能成为隐患，同样需要及时处理。另外，如果你没有一项选择"是"，但"轻微"占了大多数，那么说明你有罹患抑郁的风险。

不管最终分数如何，现在你已经掌握了大量关于自己的有用信息，知道应着重解决哪些方面的问题。首先，你应当聚焦你认为最值得关注的表述，或选择了"是"的表述。为此，你可以根据最后一列注明的对应章节，寻找解决办法。请记住，如果你迟迟不愿采取行动，第5章将告诉你如何除去拖延心理。

"轻微"意味着你可以提前采取行动，将问题扼杀在早期，防止进一步恶化。

> 有时即使不刻意采取治疗措施，抑郁最终也可能烟消云散。但被动地等待抑郁消失，无异于赤身裸体坐在冬日沼泽，期盼严寒过去。

选择"否"的表述也同样值得关注，它们代表了积极的方面。你可以从中总结经验，用以战胜抑郁。例如，你可能产生了诸多抑郁想法，但如果第11项选择了"否"，那就说明你仍相信自己能够恢复。如果属于这种情况，你很快就能做出积极改变。

> 抑郁会让你感觉当下痛苦无比，未来又毫无希望。你或许认为，幽暗的隧道漫无尽头，远处传来的那一束亮光，也只是向你驰来的一列火车。

第15项也同样值得注意。大多数重度抑郁患者时不时想过一死了之。虽然预防自杀不在本书探讨范围之内，但你仍可借助书中众多方法获得释怀。如果你频繁想过自杀，应当立即咨询抑郁领域的执业心理健康专家。

本测试还可作为衡量未来抑郁状况的基准。在某些方面取得进步后，你可以继续利用该测试，识别有待改进的方面。可每两周进行一次测试，跟踪治疗进程。摆脱抑郁后，每两个月进行一次测试，防止抑郁复发。

预防抑郁比战胜抑郁容易得多。第22章将教会你一些防范技巧。

抑郁的活动疗法

进行活动可有效治疗抑郁。但问题在于什么样的活动才适合自己？下面给出了一些判断标准。

追求有意义的事物

生活远不止对抗抑郁等消极情绪。追求有意义事物的时间越多，沉湎于抑郁想法、抑郁情绪和抑郁行为习惯的时间就越短。

越早开始满怀热情地去追寻某项积极事物，治疗抑郁的效果就越好。追求美好不限于有计划地克服抑郁，你可以努力发散思维，思考各种新奇的点子；可以去欣赏一只蝴蝶飞行；还可以到它们的自然栖息地进行研究。

重拾起过去热衷的事物，这或许会再度激发你的兴趣。

参加积极活动

积极活动可将注意力从消极想法上转移开，进而缓解抑郁心情。想想自己平时喜欢做什么，列一张活动清单。活动不必过于复杂，泡一个热水澡，装一个喂鸟器，或听一听喜欢的音乐均可。每天完成一项你最喜欢的活动。

积极活动清单

在清单上写下从前能带给你快乐的活动，然后再次去体验一番，即便内心不情愿也无妨。

1. _____
2. _____
3. _____
4. _____

关注感官体验

抑郁虽然会让感官变得迟钝，但并不能完全磨灭感官。

亚特兰大心理学家埃德·加西亚建议，每天调用五种感官中的一种可有效治疗抑郁。以嗅觉为例，你可以多留意能带来愉悦的气味，如玫瑰的香气。用双手抚摸树干，调用触觉改善心情。倾听清晨的鸟鸣，或许也能让你身心放松。

每日一种感官体验

利用以下表格，列出未来五天你将调用的感官。第一列给出了几个例子。

感觉	第一天	第二天	第三天	第四天	第五天
触觉	用手指抚摸丝绒。				
味觉	舔一舔饼干的甜心。				
嗅觉	闻一闻现磨咖啡的香气。				
视觉	欣赏鸟儿飞行。				
听觉	聆听石上流过的清泉。				

活跃右脑

针对抑郁患者大脑的研究发现，抑郁与大脑右前叶活动频率降低有关。运用隐喻和明喻写诗作文都可以让右脑活跃起来。

创作隐喻

隐喻是比喻的一种，例如"生活是个聚宝盆"就运用了隐喻的手法。温斯顿·丘吉尔曾将抑郁比作一只穷追不舍的黑色恶犬。"曼陀罗下的监狱"是抑郁的另一番形象。还有人说，抑郁给人的感觉就像"困在墓穴之中"。

隐喻可为摆脱抑郁指明方向。抑郁的风暴一旦降临，就要立即调整船帆驶向安全的港口。抑郁如同蝙蝠，只能在黑夜中肆意飞行，遇见亮光就会四散而逃。现在你就可以立即行动，扬帆驶向安全的港口，将蝙蝠驱散开来。

创作积极隐喻

利用以下空白，根据抑郁隐喻，创作一个积极的对策隐喻。

　　○ 抑郁隐喻：
　　○ 对策隐喻：

创作明喻

明喻是明确将两个事物进行比方，如"像抑郁一样昏暗"或"抑郁如同寒冷的冰霜"。想想这些说法的对立面。既然抑郁像黑暗，那就告诉自己什么"像阳光一样明亮"。既然抑郁像冰霜，那就想象一束温暖的阳光照耀在你身上。

创作积极明喻

同样根据抑郁明喻，创作一个积极的对策明喻。

　　○ 抑郁明喻：
　　○ 对策明喻：

写诗

你可以用诗刻画内心的抑郁，在诗中倾诉痛苦。你还可以对照着它，再写一首明媚的诗，告诉自己如何摆脱抑郁。例如以下两首：

满是阴影的世界	获得解脱的世界
我凝视着衣镜 身后世界阴影不明 生活在空谷中微弱地回响 阴影将我的前路隐藏 我像一只黑暗中的猎狗 闻不到气味也看不到出路 越是爬向黑暗的高处 越是感到沉闷的恐惧 思索着 探寻着 怀疑着 为什么偏偏是我遭受这般煎熬？ ——比尔·科诺斯、戴尔·贾维斯、黛安娜·克莱瑞	走在生活的旅途 不巧被抑郁停滞了脚步 身上的重负让我腰弯如弓 但我决心重寻轻松 既然已经接受了挑战 那就只能放手去干 猎狗或能寻味而来 努力起来快乐不难 再见了我熟悉的守卫 一直庇护巢中的我周全 谢谢你的保护，我的朋友 但我已经准备好独自面对挑战 ——比尔·科诺斯、黛安娜·克莱瑞

> 生活中有些悲伤故事我们可能不断讲给自己听，这样便容易滋生抑郁。开阔视野可减少这种自述式的消极情绪。为此，你可以重写剧本，将自己塑造成生还者。

亚里士多德在2500年前就曾说过：人生如万物，有其始、其中和其终。抑郁亦是如此：深入了解需要采取的行动，多加运用已经掌握的知识，用不了多久你就能战胜抑郁。努力发挥想象力，只要肯付诸行动，哪怕再微不足道，也表明你已经开始做出积极改变，努力摆脱那错综复杂、棘手难缠的抑郁巨网。没人愿意自找麻烦，也不会有人想在那里逗留。

后续章节将告诉你诸多治疗方法，帮助你克服抑郁、获得解脱、防止复发。

终结抑郁计划

关键理念（本章中你认为最有帮助的三个理念）：

1. _____

2. _____

3. _____

行动步骤（你认为有助于克服抑郁的三个步骤）：

1. _____

2. _____

3. _____

执行过程（如何执行上述步骤）：

1. _____

2. _____

3. _____

实施结果（有什么可利用的收获）：

1. _____

2. _____

3. _____

第 3 章

战胜抑郁的总体规划

用沃尔特·凯利在连环漫画《弹簧单高跷》中的话说："敌人我们早已谋面，他就是我们自己。"如果你身患抑郁，最大的敌人就是你自己。不过，最了解你的也是你自己。如果利用得当，这将成为巨大的力量源泉。

本章将指引你运用客观自我认知，改变自我沉溺的抑郁循环，培养现实乐观主义。

习得自省技能

忧郁状态下，你会用阴暗的思想过滤所有现实，越陷越深，无法自拔。一旦如此，你眼中就只有自己堕落颓废的一面。你将固化于痛苦、失望、失落和绝望，糟心的事挥之不去，悲观情绪肆意蔓延。

然而，你的期待和心情会影响对现实的解读。心情忧郁的时候，看什么都是一片荒芜。内心一旦充斥过多此类想法，你对自我的认知便会发生扭曲。如果你无法抛下忧虑和苦恼，你的身份认同，或者说让你与众不同的特质，就会被抑郁情绪无情吞噬。但这可以避免。只要养成客观自省的思维和认知方式，你就能摆脱这种消极情绪。客观自省要求深入思考自身思维模式，并将抑郁思维与现实情况区分开来，接受抑郁情绪的本来面目。只有付诸实际行动，才能有效从抑郁中获得解脱。

自省如何才能做到客观？如果第三方认为公正合理、毫无偏见，那就可以说达到了客观。你可以通过这层精神视角，检验抑郁思维的合理性。不说喜欢，但你至少可以让自己接受抑郁。你可以积极运用活动疗法，一步一个脚印，以此告诉自己依然可以掌控自身行为，一定能够战胜抑郁。

客观自省还涉及探寻自己的抑郁期望。例如，如果你认定自己永坠深渊，那么这种想法是否会影响你的感受和行为？能不能换一种更合理的想法？合理的想法又会对自身情绪和行为产生什么影响？

法国化学家、细菌致病性的发现者路易斯·巴斯德曾说道："说到自省，机会只会留给有准备的人。"如果你能客观看待抑郁思维，或许会惊讶地发现，自己仍有机会摆脱消极想法、消沉情绪和抑郁行为，如逃避拖延。

> 自我认识永无止境。

自我引导六步法

自省带来的益处大小，基本取决于审视的准确程度。比如，如果一名吉他新手总是根据错误的反馈进行练习，那他弹出的曲子一定不堪入耳。如果你用抑郁思维衍生出的消极情绪证明生活每况愈下，那么你的抑郁思维就会愈演愈烈，紧张忧郁的情绪也会进一步加重。但是，你可以做出改变。

心理学家约翰·多拉德认为，人可以监控自己的思想，并用思想指导情绪和行为。他称这个过程为"自我认识"。后来，心理学家约翰·弗拉维尔创造了"元认知"概念，用以描述一种自我监控方法，该方法涉及思考思维模式，通过整合知识、信念和策略以实现预期结果。元认知是自我认识的一种形式。

以下是元认知自我引导方法框架，你可以运用这种整体治疗方法战胜抑郁：

1. 设置任务，明确方向。

2. 设立目标，确定完成任务的具体步骤。

3. 制订计划，规划实现目标的流程。

4. 执行计划，同时检验计划的合理性。

5. 评估结果，明确计划的优点与不足。

6. 改进计划，以评估结果为参照。

设置任务，自我成长

有必要声明设置了什么样的任务、明确了什么样的长期改变方向，这能为你的后续行动提供指导。

比如，甘地将解放印度、赢取独立作为自己的任务。任务也可以具有某种特殊目的，如动用个人资源帮助那些无法自理的人。再如，也可以把克服抑郁思维作为任务，以此获得思想上的解脱。

任务就像一座灯塔，能够照亮你的未来，让你不再感到抑郁。林肯尽管身患抑郁，仍然坚持不懈。他坚信美国统一大业比他自己更加重要，而南北战争是实现统一的必竟事业，这就是林肯的灯塔。他进一步认识到，自己的幸福就源于这项责任。这种灯塔式思维照亮了他前进的道路。

确立一项任务，将其作为组织原则和建设性行动实施平台。如果不能立即想出一项合适的任务，那就耐心思考，慢慢琢磨。与此同时，把克服抑郁也作为一个任务灯塔。

任务声明

在以下空白处写出你的抑郁治疗任务：

设立目标

接下来是确立目标，帮助你完成任务。目标必须明确具体、具有意义、可以衡量且能够实现。可不对实现目标定下标准，例如加深对抑郁机制的理解即可。你也可以设立十分具体的目标，如降低抑郁测试得分。

无论你选择何种目标，确立目标都是摆脱抑郁最为重要的一环。记住，目标不是别人认为你应该实现什么，而是你根据自己的价值和兴趣量身定制。

建议一开始设立容易实现的短期目标。易于完成的目标不用耗费过多时间就可以实现。例如，可将记录抑郁想法作为目标，这并不难实现。

长期目标通常需要多个步骤才能实现，如解决抑郁测试中发现的抑郁焦点问题。如以克服抑郁思维为目标，可将抑郁想法记录在笔记本上，并对想法的合理性做出评价。如以提高活动水平作为目标，可先确认一天中最重要的活动，再将其完成。至于体育锻炼目标，可以每天到公园散步30分钟。

设立目标，战胜抑郁

写下你战胜抑郁的目标：

将消极想法转化为积极目标

如果思维消极，任务和目标再美好也与你无关。你会暗示自己，抑郁让你没有什么可在乎的了，或者抑郁让你太过倦怠，无力做出行动。你可能发现自己深陷抑郁泥沼，无精打采，心灰意懒，不知从何做起才能改变自我沉溺的抑郁思维，做到客观自省。而事实上这是个良机，你可以借此识别并摆脱一些消极想法和信念，化消极为积极。一种抑郁想法会催生出另一种："我深感迷茫。""没人欣赏我。""我熬不过去。""我无法忍受内心的感觉。""我毫无用处。"虽然这些悲观想法听起来棘手难办，但你可以把它们转化成积极的说法，进而作为战胜抑郁的目标。

抑郁悲观想法	积极行动目标
"我深感迷茫。"	"找到前进方向。"
"没人欣赏我。"	"找到反例推翻这种想法。"
"我永远无法摆脱抑郁。"	"质疑该说法的正确性。"
"我无法忍受内心的感觉。"	"学会容忍厌弃的事物。"
"我毫无用处。"	"质疑该假设的正确性。"

利用以下空白将消极想法转化为积极目标。在左列记录下抑郁悲观的想法，再在右列将其转化为积极行动目标。

抑郁悲观想法	积极行动目标

制订计划，实现目标

明确任务，你就知道了大体方向；明确目标，你就了解了需要付诸努力的具体方面。下一步就是制订计划，将想法转化为行动。

计划阶段首先必须解决两个问题：我需要了解什么？我需要做些什么以实现目标？

制订计划时要确定优先级。优先级决定了计划的方式、地点、时间和参与人。当然，计划也应该规定首先做什么、其次做什么、最后做什么。

假如你的任务是规划活动，让日常生活变得规律起来，那么你可以把规划早晨日程设为目标，如计划6：55闹钟铃响，7：00洗澡，8：00出门到附近吃早餐。

其他时间可随意支配。以下是一项开放的计划，目标为克服抑郁思维：

○ "我会将抑郁思维记录在笔记本中。"

○ "我会按照逻辑类别管理抑郁思维。"

○ "我会观察抑郁思维对我的感受造成了何种影响。"

○ "我会运用客观自我认知方法，探索更加合理的解释。"

抑郁治疗行动计划

你有着怎样的计划？在以下空白处写出你的计划：

抑郁可能有碍于目标的实现。但即使你没有摆脱抑郁，也依然可以继续实现目标。例如，新年伊始，人们总会设立一个年度目标，常见的有减肥健身、增强锻炼、找到一份更好的工作以及减轻压力等。然而事实上，没有几个人能实现既定目标。这是因为，绝大多数人的计划都十分模糊，或者根本没有计划。没有计划的目标很容易失败。

制订计划看起来似乎没有必要。毕竟，既然有了目标，努力实现就好。然而事实上，没有计划的目标注定会失败。如果实施行动的方式、地点和时间都规划得井井有条，目标就更容易实现。实现目标过程中，每当取得一定进展，你的心情也会变得轻松起来。

学会接受有意义的压力。克服障碍时产生的压力同时也是动力，或者说健康的压力。

执行计划

执行计划意味着要付诸行动。一旦出现消极懈怠，必须坚定意志，同时也要克服前进道路上的障碍，如抑郁思维。

抑郁带来的悲观情绪会导致听天由命的想法。这样的想法仿佛某种预言，一直在你耳边重复着，你的未来早已成了定论。预言也可能自我应验，但你可以采取应对措施，消除悲观情绪。

可以转变自己对悲观情绪的想法。如果你能准确预测未来，或许会认为生活已经命中注定，没有任何自由选择的权利，只能逆来顺受。但是，如果你坚信今天的作为能够影响未来，这本抑郁自助手册将帮你克服所有障碍。

评估进展

自我引导计划不可能一经制定就完美无缺。例如，在规划日程的过程中，你的内心可能感到强烈抗拒。如果你经常早醒，那5：00前起床也不是什么难题。但如果你计划起床之后规律地洗澡，你可能会发现，5：30洗澡比7：00更加合理，这时就需要对原计划做出改变。或者你发现5：00到7：00这段时间太过空闲，这时就可以增添几项有价值的活动，如写一首你战胜抑郁的歌曲。

自我引导评估可从以下几个问题展开：

○ "我给予了自己可行的指示来执行计划吗？"

○ "我遵循了既定流程吗？"

○ "如果我准确执行了计划，那么我从中学到了什么？"

○ "我遇到了什么突发情况？"

○ "如果我逃避了计划，那么问题出在哪里？"

自我评价

你在评估过程中学到了什么？在以下空白处写出自己的所得：

改进计划

只有不断做出改进，才能取得最后的成功。举个例子，只阅读岗位要求，你永远也无法成为合格的会计，必须去深入学习行业知识。只有不断做出积极改变，最终才能有所成就。改变过程中，顺便就可以缓解抑郁。

以下是两个关键问题：首先，计划执行过程中你学到了什么？其次，需要做出何种调整或修改以完善计划？

改进措施

在以下空白处写下你调整改善后的计划：

元认知自我引导法无法通过短时间思考掌握，通常需要几周甚至几个月时间才能习得。但这也不是一场比赛，你可以在生活中继续锻炼。

现实乐观主义

乐观是一种思想状态，它能使你充满希望，相信事情会有所好转。然而，如果你无法控制事情的结果，那么乐观也就失去了现实依据。这种错误的乐观会滋生拖延心理，让你无动于衷，只是等着事情往好的方向发展。

现实乐观主义则有所不同。这是一种基于现实，或者说基于事情本质的视角。现实乐观主义下，你会看到经历中的机遇和挑战。如果走到了死胡同，你会换一种方式。但是，现实乐观主义者也能认清什么样的困难不可战胜。

养成现实乐观主义可从以下几个问题展开："我如何才能运用自己的天赋，学习新的方法，彻底摆脱自我沉溺的抑郁思维，形成客观自我认知？""我如何才能组织、规划和指导自身行动，以实现最基本的抑郁治疗目标？"去思考战胜抑郁的实际做法，这样你就能打开现实乐观主义的大门。

终结抑郁计划

关键理念（本章中你认为最有帮助的三个理念）：

1. _____

2. _____

3. _____

行动步骤（你认为有助于克服抑郁的三个步骤）：

1. _____

2. _____

3. _____

执行过程（如何执行上述步骤）：

1. _____

2. _____

3. _____

实施结果（有什么可利用的收获）：

1. _____

2. _____

3. _____

第 4 章

如何做出持久改变？

1976年，我制定了一项蜕变规划，帮助我的病人实现自我成长目标。遵循这项规划，你会经历五个变化阶段：意识、行动、调和、接受和实现。这五个阶段相互重叠、不可分离，发生顺序因个人情况而异。本章将告诉你如何使用这项规划。

意识

抑郁状态下，你会沉溺于精神痛苦。这是一种抑郁意识，如果你只关注负面情绪，就会感到自己越来越陌生。积极自我意识源于客观自省，与抑郁意识截然相反。积极自我意识要求不断增进对自己的实际了解，从现实视角看待问题。

意识练习

利用以下清单检测自己的客观自我意识状态。在每项表述后面选择"是"或"否"。

自我意识等级	是	否
"我能够意识到自己的抑郁想法。"		
"我能够意识到消极想法对自己的感受和行为造成了何种影响。"		

自我意识等级	是	否
"我能够意识到我可以接受抑郁想法，并仍能与之抗争。"		
"我能够意识到自己的价值不取决于能否摆脱抑郁想法。"		
"我能够意识到，即便心情忧郁，我也有能力做出调整。"		

以上练习既可以检验抑郁自我意识状态，也可以衡量进步的程度。选择"是"的表述越多，自我意识等级也就越高。日后你还可以利用该练习，检测自我意识等级提升情况。

意识等级

积极自我意识可分为实践、实证和核心三个层级。即便只在一个层级采取行动，也可对其他两个层级产生积极影响。

在实践层面做出改变

在实践层面，主要检验实际治疗方法的效果。这涉及可付诸实际行动的具体步骤，如抑郁时将内心想法记录下来，将抑郁思维可视化，从而有意识地进行审视和反驳。如果你能打破抑郁思维循环，那么说明你已经提升到更高一级的积极自我意识。

在实证层面做出改变

在实证层面，你将化身为科学家。你可以将抑郁思维作为假设，对其进行验证。如果你认为自己永远无法摆脱抑郁，那就把这种想法当成一种假设。假设并非事实，而是有待验证的论断。你的目标是了解什么有效、什么无效。检验的是解决办法，而不是你自己。

如果深陷抑郁思维无法自拔，你可以将抑郁想法转变为假设。

转化抑郁想法

运用以下方法将抑郁想法转化为合理假设。表格中已给出两个例子，在空白处写下你的想法和假设。

抑郁想法	合理假设
"我什么事都做不好。"	"假设我不管做什么都无法收获好的结果。"
"我永远无法摆脱抑郁。"	"假设我永远无法摆脱抑郁。"

这样更便于将假设与实际结果进行比较。鼓励自己迈上积极自我意识的新一级台阶。

在核心层面做出改变

做出核心层面的改变意味着，你需要将抑郁和内心对自己的想法联系在一起。如果你感觉惶恐不安、不堪一击，那么很容易认定自己就是这样性格的人。如果你觉得自己脆弱无比，就会担心做出改变可能丧失自我。所以任何威胁到你自我意识的活动，你都将避之不及。

核心层面改变之一就是消解不安感。去了解自己的优点，这样你就能登上新一级自我意识台阶。你可以接受自己的优点并加以检验。这不仅可以培养客观自我意识，还能抑制核心抑郁想法。不妨试一试，鼓励自己在积极自我意识上更进一步。

实践意识、实证意识和核心意识常常如影随形、相伴相生。虽然每个层级可独立存在，但仍然能够相得益彰。

行动

行动意味着做出实际举措，如读一本书，解决一个问题，或执行一项计划。抑郁会让你觉得缺乏付诸行动的意志和精力，但事实并非如此。自由意志讲的就是，当两个方向摆在你面前，你可以自由做出选择。意志力有强有弱。有时即使你不愿意，也仍可强迫自己优先完成某些事情，如了解抑郁。

如何采取行动？

思考如何行动比付诸实际行动容易得多。你可以借助凯利角色法和简单活动法，促使自己尽快采取行动。

凯利角色法

个人建构心理学奠基人乔治·凯利（George Kelly）认为，人们改变行为的同时也可以改变思维，即通过角色扮演促进思维积极改变。从原有的角色中走出来，或许你会获得更深入的自我意识与理解。

我们在生活中扮演着多种角色。起初，我们只是孩子，扮演着儿子、女儿、学生或朋友的角色。后来，我们自己为人父母、成为某领域的专家、加入了某个俱乐部，或是扮演着作家、探员、谈判者、司机、园丁等各式角色。有些角色是我们自己定义的，如施与保护的人、声名狼藉的人或乞求怜悯的人。如果自我定义的角色丧失了意义，那么可以重新定义，更换有益于自己和他人的新角色。

> 亚里士多德认为，力量就是促使事情发生的能力。

根据凯利角色法，你可以为自己撰写一个新剧本，解决生活中的某个具体问题。新剧本赋予了你新角色，自然也会让你产生新思想。

基于角色的内在职责为角色命名，这样更方便履行职责。你可以扮演提问人的角色，完成以下职责。

○ 提问人负责监控和记录抑郁思维。

○ 提问人就抑郁想法提出问题，提问方式可遵循苏格拉底式提问法：首先明晰问题，然后举出正、反面例子。

○ 提问人提问：积极循证、合乎理性的思维是否存在？如存在，可能是什么样？

○ 提问人将抑郁想法与可证事实进行对比。例如，质疑和消解抑郁思维，可帮你消除抑郁思维造成的额外负担。与"我永远无法摆脱抑郁"这种消极想法相比，基于证据的观点显然更加合理。

你可以为自己撰写不同的剧本，扮演多种角色。例如，你也可以培养自己的共情能力。想象自己是演员，努力将剧本表演下去。用几周时间检验剧本效果，基于观察结果改进剧本。之后再根据最终效果，决定是舍弃新角色，还是继续完善，或者接受某些部分，抑或是全面保留。

简单活动法

简单活动是指在精疲力竭的状态下也能完成的活动。简单活动不需要强烈的动机，只需要一点点毅力。以下是几个例子：

○ 用传统方法洗碗，如手洗。

○ 清理仓库中的杂物，把仓库重新整理一遍。

○ 重新打磨抛光一件家具。

○ 散步 15 分钟，边走边数步数。

○ 上一节舞蹈课或有氧健身课。

调和

惠特曼在《自我之歌》中写道："我自相矛盾吗？没错，确实如此（我宽阔无比，包容万物。）。"你也一定有自相矛盾的观点。你既可以理性地思考，也可以盲目地思考。对于同一件事，你可以做出许多相互排斥的假设。

形成意识和付诸行动的同时，你也学会了调和。在该过程中，你接纳并适应了更符合现实的想法与行动。

为促进积极的适应思维，你可以根据抑郁思维有意制造矛盾，进而消除抑郁想法。例如，如果抑郁思维能加重抑郁，那么故意去思考抑郁想法又会如何？你可以故意劝服自己无法做出改变，故意说自己迷茫无助。此时你是否会发现，这些消极想法反而失去了情感价值，瞬间变得空洞？如果确实如此，那就形成了矛盾效应。

调和矛盾

我们都是矛盾体：时而消沉，时而积极；时而耐心，时而急躁；时而雀跃，时而忧郁。然而，这种两面性不会同时出现。但调和矛盾与之不同。调和矛盾发生时，你坚信一件事是正确的，然而发现对立的事更加正确。

虽然你认为自己毫无用处，但过去的事实与之并不相符，你肯定做过有意义的事，这就是一种矛盾。你可以问问自己："我是个多元的人，怎么可能只是眼前的样子？"这样就形成了调和矛盾。

如果你注重细节，虽然会在工作中受益，但也容易使你拘泥于细枝末节，加深自己是"失败者"的想法。如果你思维活跃、富有创造力，从事着一份具有创意性的工作，一旦心情抑郁，将会对你的创造力造成消极影响。以上两个例子表明，抑郁状态下，有时优势反而成了劣势。

调和矛盾的关键在于，既要看清现实，又要甄别抑郁思维蒙蔽下的信念和幻想。解决了这种矛盾，你就可以重新发挥自身优势的积极作用。为此，你必须寻找抑郁细节中的瑕疵，然后详细描述瑕疵，再将自我想象的黑暗转化成色彩斑斓的亮光。现在，你又能重新发挥优势了。

五个变化阶段：

○ 意识为改变创造条件。

○ 行动让改变发生。

○ 调和促进调整。

○ 接受减轻负担。

○ 实现加速步伐。

调和调整

下面的练习中，你将深入体验几种矛盾情形。

矛盾练习

下面是一项挑战。阅读以下各组表述呈现的矛盾观点，然后在空白处证明第一种观点，再回答后面帮助你了解现实的问题。最后，看看哪种观点更合理，并解释原因。

矛盾1："我感到无助，没有办法做出改变"与"问题出现在我自己身上"。

1. 证明前者。

2. 既然感到无助，那又怎么可能完全责怪自己？

3. 哪种观点更合理？为什么？

矛盾2："我毫无价值"与"人是复杂的生物，拥有成千上万种特点、品质和性情"。

1. 证明前者。

2. 既然毫无价值，那又怎么可能拥有成千上万种优劣不一、程度不等的特点和品质？

3. 哪种观点更合理？为什么？

矛盾3："不完美就一无是处"与"人都会犯错"。

1. 证明前者。

2. 既然都会犯错，那又怎么可能做到完美无缺？

3. 哪种观点更合理？为什么？

矛盾4："我什么事都做不好"与"以偏概全绝不合理"。

1. 证明前者。

2. 片面悲观的想法又怎么能够定义你的全部生活？

3. 哪种观点更合理？为什么？

深入体验互斥的观点，你就能从不同的角度，理解矛盾的重要性，调整你的思维，最后解决矛盾。

接受

接受即在情感层面做出改变。这意味着，不管你是否思维抑郁，不管你的计划是否成功，你都必须接受自己。如果你努力做出改变，但计划尚未成熟或徒劳无果，你可以再试一次或换种方式。

接受包含三个相互重叠的维度。首先，不做任何评判。也就是说，永远不要看轻自己。但也有例外，如果你不满意过程和结果，就可以对思维和行为做出评价和改变。其次，学会忍耐。对不愉快的现实要保持耐心，但对于大多数理智的人都无法接受的事情，你也绝不能默许。忍耐的同时也要具有灵活性。最后，学会和解。有些事虽然你不喜欢，但又不能立即改变，那就顺其自然。例如，如果你产生了某种消极想法，只要不去刻意放大，那就能够听之任之，用不了多久它就会烟消云散。

你不可能始终如一地全盘接受。说实话，我还从未见过这样的病人。因此，拒绝接受也是接受的一部分。

学会自我接受

自我接受是个认知过程，接受程度会影响人的思维、感觉和行为方式。

以下练习能够证明，即使你发现自己某些行为不可接受、应当改变，也仍然可以接受自己。

接受思维与抑郁思维之间的差异

对比左列的抑郁思维表述和右列的接受思维表述，后者是一种更加客观的自省视角。通过对比，你可以做出自己的选择。

抑郁思维	接受思维
抑郁思维用忧郁的感觉将我们蒙蔽。	接受现实，阴郁的日子终会过去，美好的时光即将来临。
抑郁思维剥夺了生活的快乐，让人觉得生活就是一场痛苦的经历。	即便面临挫折，生活也还是要继续。不必放弃以往的日常活动，虽然做起来没之前那么从容，但无伤大雅。
抑郁思维会放大消极事件的影响或可能，并驱使你做出某些行为。	接受并不是消除痛苦经历的影响，而是使其变得没有那么难以容忍。
抑郁思维会给本就悲伤不幸的境遇雪上加霜。	接受生活中的不悦、不幸和灾难，这无疑会带来悲伤，但过去的已经过去，永远不会再回来，能做的只有过好当下。

上述表格以语气柔和但逻辑性更强的方式，重新对抑郁思维进行了一番阐释，帮你识破抑郁思维的浅显。

实现

实现就是将意识、行动、调和以及接受层面的改变融合在一起。在该阶段，你基于自身思考、感受和行为历练自我。也可以向外扩展。

摆脱抑郁通常需要先完成其他的事，例如努力实现特定能力。实现过程需要做出自我成长举措，例如提升沟通能力、寻求积极机遇、接受有意义的挑战、运用新方法打造高质量生活体验，以及做出可产生长期利益的选择。

完美主义与实现

实现也是提升质量的过程，需要坚持不懈，挫折在所难免。

实现不同于完美主义。前者力求卓越，后者则主张事事都要做到完美，也必须做到完美。

虽然完美主义和实现均以高标准著称，完美主义者也能凭借艰苦努力取得成功，但往往却是完美主义滋生了自我怀疑、畏惧失败、暴躁易怒和拖延逃避等典型抑郁症状。

心理伸展运动

以下方法指明了实现自身能力和全面利用资源的方法。

全面利用资源

在空白处记录以下内容：

1. 确定可积极展现自身能力的三项个人资源，如问题解决能力、有效沟通能力、宽厚容忍能力和活跃的想象力等任何可以成为优点的特质。将这些个人资源记录在表格第一列。

2. 让大脑和身体都行动起来，逐步做出积极改变，全面发挥这些资源的优势。制订行动计划并付诸实践。例如，你可以先描绘抑郁，再想象走出抑郁后的样子，最后踏上连接抑郁形象和解脱后面貌的桥梁。

3. 记录从中学到了什么，这样可指明调整的重点，也能确定接下来应聚焦于哪些方面。

个人资源	行动安排	所学内容
1.		
2.		
3.		

改变的二元分割理论

如果你顺利走过了五个变化阶段，运用这种认知、情绪和行为疗法有效克服了抑郁思维，那积极改变又是如何发生的呢？

○ 你改变了思维方式，不再相信自己不可救药。

○ 你开始相信能够自救，不再感到绝望无助、无能为力。

○ 你发现自己拥有做出建设性行为改变的技能。

○ 你重新意识到自己拥有解决问题的能力，也相信自己能够发挥这种能力。

○ 你重拾起了自信。

○ 你的自我感觉越来越良好。

○ 你越是积极地去解决问题，越能强化并拓展积极资源。

○ 掌控行为之后，你就能更好地控制思维和情绪。

心理发生积极改变的同时，身体也会跟着走上正轨，进而减轻诱发抑郁思维的感觉。你会重新感到精力充沛，做事事半功倍。这种积极的过程将形成正反馈。当身体处于积极的平和状态，或者当思维澄澈清晰时，你就能够摆脱痛苦。这就是二元分割理论的大致内涵。

以逆境促成改变

在五个阶段实施过程中，你将遭遇诸多挫折。直面挫折能够增强你对挫折的忍耐力。与此同时，你承受不适与痛苦的能力也会随之提升。这样可增强你的自我掌控力和自信，减轻通过抑郁情绪思考问题的倾向。整个过程中，你的身体会逐渐恢复，思维慢慢清晰，对挫折的忍耐力提升，韧性渐渐增强，"我能行"的心态逐步形成。

摆脱抑郁不是一朝一夕的事，要保持耐心。如果你采取了正确行动摆脱思想和身体的抑郁状态，就会发现，与控制生理状况比起来，控制思想和行为更加直接。身体有它自己的节奏，通常需要过一段时间才能与思想保持同步。例如，从纽约市飞往檀香山会造成时差反应。但用不了几天，你的睡眠周期会自动适应这种变化。几周之后肾上腺激素也会适应新作息。类似地，往往需要经过一段时间后，积极想法和行动才能使生理过程恢复正常并稳定下来。

> 个人改变永无止境。

如果你依循自助方法战胜了抑郁，这说明什么？说明你的面貌已经焕然一新，你开始相信自己有能力扭转生活的局面。那么抑郁想法和感觉又去了哪里？

大脑变化

抑郁不同于腿部骨折，不会表现出那么明显的症状。但就像可以用石膏或其他设备治疗骨折一样，你也可以借助许多方法克服抑郁。当你运用认知方法消除抑郁思维时，发生的认知、情绪和行为变化可以通过脑电波图形表现出来。

通过治疗抑郁的举措，你可以使神经系统发生变化，这种变化也会随着时间的推移逐渐增强。例如，推理和解决问题能够激活前额皮质，而该大脑区域专门负责理智和逻辑。当你的抑郁治疗推理技能取得进步时，利用功能性磁共振成像等神经影像设备可显示出上述大脑区域的扩张情况。

终结抑郁计划

关键理念（本章中你认为最有帮助的三个理念）：

1. _____

2. _____

3. _____

行动步骤（你认为有助于克服抑郁的三个步骤）：

1. _____

2. _____

3. _____

执行过程（如何执行上述步骤）：

1. _____

2. _____

3. _____

实施结果（有什么可利用的收获）：

1. _____

2. _____

3. _____

第5章

打破拖延与抑郁的联系

拖延难以察觉，但又不容忽视。即便有万种方法治疗抑郁，拖延的存在也将对有效治疗形成障碍。

拖延是患者不能坚持治疗计划的重要原因之一，但美国心理协会于2010年在一年一度的"美国压力调查"中忽略了这一点。不过只要细心留意，拖延的迹象也不难发现。调查参与者称，意志力匮乏致使他们无法做出改变，不能遵循健康生活方式。他们也说，如果精力更足，自信更强，他们也愿意磨炼意志力。这样的借口其实就是拖延心理的潜在表现。

拖延心理的机制如下：为做出积极改变，你可能会列出一系列你认为有必要的行动举措。要想让举措成为现实，首先必须拥有足够的意志力来执行。但如果缺乏精力和自信，那就很难磨炼出自制力。此外，由于精力和自信匮乏，你还会感到绝望无助，无法做出任何行动。这听起来好像无聊透顶的文字游戏，但一旦滋生拖延心理，上述思维模式将会造成极大阻碍。

本章将告诉你拖延心理对治疗抑郁的阻碍，以及如何转变思路，从而同时克服拖延和抑郁。这是一项能让你长期受益的举措，你还可以将所学技能应用到生活其他领域，克服拖延，取得进步。例如，你可以尽早思考如何为退休后投资，或克服负面顾虑。

拖延的定义

提起拖延，大多数人想到的是把截止期限一推再推，例如填写税收报表。然而这只是拖延心理的冰山一角。推迟个人相关活动是拖延更为严重的表现形式。事实上，每个人都至少在一项重大人生目标上存在拖延心理。

拖延是一个过程，或一系列行动步骤。当某件事需要达到某种最终结果时，人们用拖延推迟直面恐惧的那一刻，避免尴尬情形的出现，或继续幻想自己能做得更好。如果拖延心理出现时，你可以对自身行为做出规划，那么就能更细致地对症下药，进而摆脱拖延。

明日错觉

当拖延蒙蔽了你的双眼

随明日而来的分歧你看不见

隐藏在扭曲的希望之下

黑暗遮住了解决的办法

拖延扮成现实嚣叫

但我们清晰知道

明天已渐渐走远

我们微微一笑，我们放声大笑

我们戴着面具问候路人

意志才华不知所终

快点找回潜力无穷

——比尔·科诺斯、黛安娜·克莱瑞、戴尔·贾维斯进一步讲，拖延是一种下意识的坏习惯，表现为在没有任何必要的情况下将事情延期，或将需要立即处理的事情无故推迟。逃避负面感受时往往会造成拖延心理。一旦发生，你就会将迫在眉睫的大事抛之脑后，反而去处理无关痛痒的琐事。实际上，你经常会产生某些形式的拖延思维，例如："我身体虚弱、疲惫不堪，根本没有力气去克服抑郁。"

拖延其实是一种简单的逃避反应。如果某事会引起你的不适，那你自然而然想要逃避。不过更多情况下，拖延是一种复杂的过程，伴随有痛苦的症状，如焦虑和抑郁。你把害怕的事情一推再推。你暗自相信低落的心情让你丧失了行为能力。犹豫不决可引发逃避不适这一拖延特征。如果你认定自己不堪重负、无力作为，那就可能逃避采取治疗措施。每每遇到焦虑烦躁、心情失落、犹豫不决和其他麻烦状况，你就会转而去做其他事情，或者干脆无所作为。

抑郁状态下，你可能更加深信自己无力开始行动。毕竟，如果你已经被抑郁压得喘不过气，那就很可能产生"我做不到"的思想。

拖延和抑郁既有相同点，也各有独特之处。当拖延与抑郁交织在一起，你会表现出以下特点：

○ 一想到采取治疗措施就会感到不适，并会逃避这种不适感。

○ 经常去做转移注意力的事，如绝望束手、沉溺于抑郁思维或昏昏欲睡。

○ 经常相信自我应验的预言，如："既然注定会失败，那还有什么必要去尝试？"

拖延与抑郁如影随形，但你可以意识到自己的拖延心理，并采取措施克服。

> 如果你袖手旁观，盼着抑郁自己消失，那就是拖延心理。

自责没有任何意义

如果你抑郁的同时还责备自己拖延逃避，这样的自责毫无意义。奚落、威胁、愧疚或幽默都无法缓解拖延心理。有人试图用自责唤起社会情感（羞耻、愧疚、难堪、屈辱），进而克服拖延心理，但往往以失败告终。

> 如果你告诉自己，必须受到鼓舞才能开始终结抑郁计划，那就和偿还高利贷并无二致。虽然你会感到一时的轻松，但一直支付高额利息，从长远来看损失更大。

停止自责，看清当下做什么最有益处，并迈出行动的第一步。

19世纪有关拖延症的儿童读物讲述了拖延导致死亡的悲惨故事。主人公要么深深蒙受了失败感与耻辱感，要么为自己和他人带来了极大悲伤。当代儿童故事书还比较乐观，仅仅说拖延会让人陷入困境。

不管是恐怖故事还是幽默故事，都不能消除拖延心理。拖延继续存在于我们的思维之中，阻碍我们采取抑郁治疗措施。好在本书提供了一些克服拖延的有效技巧。

运用认知、情绪和行为系统方法促成改变

如果你在治疗抑郁过程中采用了认知、情绪和行为疗法，那么稍加练习就会发现，也可以运用上述方法克服拖延。

认知改变

拖延心理通常表现为：为拖延找借口，寄希望于明天。拖延的人遇到事情一推再推，深陷"明日复明日"的错误想法之中。你会幻想着，只要往后推，情况就会变好，就会更有利于你达成目标。你可能会告诉自己，现在就着手解决抑郁思维还为时尚早，等到后面感觉好些的时候也不迟。但在克服抑郁思维的过程中，又会有什么事能让你感觉好起来呢？

然而，你自欺欺人地认为，把今天的事拖到明天就会更容易完成。一旦拖延与抑郁同时发生，这种错误的乐观就会被错误的悲观取代，形成"我不可能做得到""我感觉筋疲力尽"的想法。

这种情况下，尽管你想摆脱抑郁，但已经困在悲观的牢笼里无路可逃。如果你认为已经失去了希望，不需要采取任何行动治疗抑郁，那么其实是在拿无望做拖延的借口。如果你无所作为、持续拖延，这种无望的感觉将挥之不去。

如果你认为"我没有精力做出改变"或"反正都会失败，为什么还去尝试？"，那么毫无疑问就陷入了拖延和抑郁的双重陷阱。若想打破拖延与抑郁的联系，你首先需要找到其薄弱点。例如，如果你有精力沉溺于抑郁想法，那也同样有精力去积极思考，如"我可以一步一步走出泥沼"。

明确目标，进而改变思考问题的视角。你可以把悲观想法转化成行动目标："下午两点我会开一张支票还房贷。"这样的目标清楚明了、目的性强、可以衡量且能够实现，同时还设定了期限。采取这样细小明确的行动，你就可以防止拖延心理限制自身行为。

为你的拖延心理赋予某种形象，也能起到积极作用。把它想象成一个骗子。骗子自古以来以狡猾著称，最擅长阴谋诡计、哄骗欺瞒、花言巧语。骗子脸上时常挂着鬼魅奸邪的微笑。要时刻警惕拖延心理背后的阴险意图。

拖延翻转法

拖延翻转法旨在逆转未经检验，但可加重拖延的原始推理。该方法要求刻意去做与骗子的话相反的事情。下面的例子将告诉你如何运用该方法。

骗子思维	运用翻转法打败骗子
先休息一下再开始你的终结抑郁计划。读读报纸，玩玩跳棋。拿出球杆打一局台球。	花一小时执行终结抑郁计划中的优先事项，之后休息十分钟，读一读你最喜欢的报纸专栏。再执行一小时计划，完成之后下十分钟跳棋。继续执行一小时计划，过后再打一局台球。
别想着去健身房了。再等等。等到你觉得身心放松、做好准备时再去。过一两天再去即可。而且，如果你心情忧郁，运动疗法不会起到任何作用。	运用翻转法，迈开步伐，赶紧去健身房。
和你的同伴吵一架。这可比设定抑郁治疗优先事项和目标刺激得多。	立即开始设立目标、制订计划。坐到电脑前，启动电脑，打出整个字母表，摆脱不想作为的惰性。接着继续设立具有意义、可以衡量且能够实现的抑郁治疗目标。
活动疗法没有效果，打扫屋子等活动既痛苦煎熬，又浪费时间。可以做一些更愉快的事，如看你最喜欢的电视剧。	一边听电视剧，一边打扫屋子。这样你就同时完成了两件事，一件消极，一件积极。
太多事情你已落后，你感觉喘不过气来，最好躲藏在阴影之中。或许这样就没人能看到你，也不会要求你去做什么。	确定优先事项。当下最重要的事情是什么？搁置的事情堆积如山，你该如何迈出第一步？首先着手解决最紧迫的事务，开始的时候采取最基本的步骤。抑郁确实会拖慢你的步伐，必须接受这个事实。但即便是一只蜗牛，最终也能爬到终点。

情绪改变

情绪有时候能够影响你是否拖延。有时你可能奋起直面平日的拖延逃避，有时却裹足不前。然而，如果抑郁久久不能消除，你将把越来越多的事搁置一旁。

拖延心理随着你的情绪变化而变化。一开始，拖延造成的负面影响只是毛毛细雨。但抑郁状态下，人们常常会放大不愉快的感觉，导致不适感越发强烈。

逃避不适感和抑郁如果同时发生，毫无疑问是一种双重打击。如果你明白这种双重打击不可避免，这样的态度有一定帮助。你或许会更能容忍不适感，更愿意督促自己开始计划。即便付诸行动之后你仍然没有觉得好起来，那也可以安慰自己说，至少你已经解决了一件事。

如果你告诉自己，等到有所好转的时候再去实践那些治疗方法，那就陷入了拖延陷阱。不加干预的话，抑郁的心情怎么可能有所好转？不应该等到心情好转再去行动。与之相反，学习和应用相关疗法才是当务之急。只要积极采取治疗措施，不知不觉间你就会慢慢变好。

> 如果一味拖延逃避，你将失去直面问题的能力。

行为改变

拖延心理发作时，你会把最有用的事搁置一旁，反而去处理没那么紧急的事务。因此，行为偏移是拖延最显著的特点之一。我把此类行为叫作"成瘾活动"。这些活动偏离主线，几乎没有任何价值，但就是让人欲罢不能。吵架拌嘴、无所事事、打盹睡觉和沉迷电视等都属于"成瘾活动"。如果患上了抑郁，情况就会变得复杂起来。这些活动也可能从抑郁中发展而来。

活动疗法可有效对抗抑郁，但如果拖延心理泛滥那就另当别论了。你会强化错误行为，感受到的压力也会随之加重。无故拖延可能导致绝望无助的想法产生，从而为推迟解决问题制造借口。现在让我们来看看如何改变这种思维模式。

减少行为偏移

拖延心理一旦开始作祟，你就会将自己的工作主线从紧急事务转移开来。你将以缺乏意志力为由，拒绝采取任何治疗措施。这就是行为偏移。

如果总是发生行为偏移，可以运用本书介绍的方法改变这种思维模式。下面的表格展示了一位病人如何同时克服了拖延思维和行为惰性。拖延思维是个雪上加霜的问题，给本就抑郁的心情再添不必要的麻烦。

减少行为偏移表格

	行为偏移	行动计划	实施结果
认知	告诉自己不可能做出改变。	举例写出抑郁和好转状态下做出的积极和消极改变。	这证明，改变不仅可能发生，而且必将发生。关键在于采取什么样的行动促成积极改变。
情绪	坐等受到鼓舞的时候再去做平时不感兴趣的事情。	接受雪上加霜也是抑郁的一部分。我的第一重麻烦是抑郁造成的心情低落，第二重麻烦是我不断告诉自己，"我无法忍受抑郁的心情"，这造成了更大的压力，我沉湎于悲痛的感觉，不采取任何治疗措施。	接受能让你以更加平和的心态面对雪上加霜的困境。
行为	坐在阴暗的角落里不断摆弄头发。	每天进行一项能促成改变的小活动（如织衣服、打磨一件家具或给朋友打电话）。在特定时间花费五分钟进行上述活动。	起初仍是拖延逃避。但两周后就能养成持之以恒的毅力，不断选取活动，坚持执行。

行为偏移减少策略

现在，你可以制定自己的策略。在第一列描述行为偏移的认知、情绪和行为要素，在第二列写出相应的行动计划，在第三列记录下实施取得的结果。

	行为偏移	行动计划	实施结果
认知			
情绪			
行为			

结合意识与行动

既然你已经知道拖延心理会对治疗造成阻碍，那么可以主动识别造成阻碍的想法，然后直面这些想法，积极采取行动。拖延也和抑郁一样，分为认知、情绪和行为三个层次，以下是利用认知-情绪-行为疗法打破拖延与抑郁之间联系的一个例子。

	抑郁		拖延	
	意识	行动	意识	行动
认知	"我无法做出改变。"	识别你已经做出改变的方面。	"我太过抑郁无法采取任何治疗措施。"	立即做出改变，不再郁郁寡欢。
情绪	"我感觉麻木疲惫，无力付诸行动。"	抑郁状态下，你的许多能量可能受到了压制。想象自己身处一个燃着熊熊大火的房间，你一定想立马逃脱。	"等到情绪好转的时候我才能开始行动。"	等到情绪好转是不作为的借口。接受阴郁的情绪都是暂时的，即便内心抗拒也要积极采取措施，这样才能克服抑郁造成的惰性。

	抑郁		拖延	
	意识	行动	意识	行动
行为	放弃许多日常活动，如换衣服。	强迫自己如期完成日常事务。每天换一件新衣服。	"我像个机器人，什么事都做不了。换新衣服意味着必须洗衣服，但我根本没有精力洗衣服。"	开启自动模式，每天习惯性换洗一套干净的衣服。

运用认知 — 情绪 — 行为疗法打破拖延与抑郁之间的联系

完成以下意识行动计划，解决拖延和抑郁并发的状况。

	抑郁		拖延	
	意识	行动	意识	行动
认知				
情绪				
行为				

矛盾奖励

你希望通过拖延获得什么？我们尝试解答一下。你暂时逃避了带来紧张感的事情，获得了即时的解脱。例如，如果你告诉自己之后再做某件事，那你就认为自己过一段时间真的会做，以此获得解脱。

卸下压力的轻松感是种强大的自然奖励。对于这样能带来解脱和快乐的事情，你可能不断重复。然而，如果这种解脱感会加重拖延，就会产生矛盾效应。你发誓不再拖延，然而只有发誓的那一刻获得了解脱，之后仍会继续拖延。或者你想要克服抑郁，但并没有采取应对措施，反而痛饮一瓶烈酒，暂时麻木抑郁的感觉。如果用这样的方式应对拖延，虽然你的想法可能是好的，但结果却会让你大失所望。因此，拖延做决定时获得的解脱只是一种事与愿违的奖励。

从长远来看，拖延绝不是正确的做法。你拒绝与他人重新建立有意义的联系，选择躲藏逃避。避免与他人接触可能会给你带来轻松感，但抑郁期间保持良好人际关系更有助于恢复。另一个例子是，你可能觉得需要鼓励才能开始抑郁治疗。因此拖延能给你带来满足感。然而一拖再拖只会让你在抑郁状态中久久不能恢复。

当拖延理由一个接着一个出现，很明显拖延已经成了亟待解决的问题。你不断告诉自己，抑郁永远不会消失，做什么都已经无所谓，这样的借口不断给你带来解脱。当你逃避了付诸行动、主动变好的责任，这种悲观想法反而会带来轻松的感觉，这确实是种奇怪的心理现象。

矛盾奖励会增强逃避问题的欲望。你暗示自己太过疲惫无力尝试。你告诉自己无论做什么都不会收获美好的结果。你不付出任何行动摆脱抑郁，反而会感到轻松。这些借口与逃避不适的心理共存，也会给逃避带来奖励。如果你深深陷入拖延状态，那将永远无法抵达问题的核心。克服抑郁的有效方法将注定与你无缘。

继发奖励

如果你逃避了重要的事情，转而去做令你愉悦的事情，拖延会给你带来继发性奖励。

应如何区分偏移行为和治疗行为？只有建设性行动才能产生有效奖励。例如，锻炼是一项治疗活动。锻炼过后玩一会儿电脑游戏，这是对锻炼的奖励。但如果只玩游戏不锻炼，那么玩游戏就仅仅是项偏移行为。

逆转矛盾奖励

以下几个方法能帮助你立即逆转矛盾奖励：

一小时内写一篇有关矛盾奖励和其他奖励的短文。其他奖励需有助于克服抑郁，能产生积极效果。

或者，你也可以与一位思想深邃、乐于助人的朋友探讨矛盾奖励。讲讲你从积极行动中取得了哪些收获，不要去谈拖延带来的好处。

以下逆转奖励法将帮你克服拖延心理，走上治疗抑郁的正轨。

逆转奖励法

该方法是指，只要你能够控制想要拖延的冲动，那就给予自己奖励。例如，你必须去购物了，但你一直拖延。说服自己去购物一小时，结束后再去做一些开心的事奖励自己。

提前计划好奖励的内容，坚持两周时间。当你越来越享受做好一件事带来的长期益处，那就慢慢摒弃一些短期奖励。

将这项积极举措付诸实践，你会同时获得多种心理奖励。你会证明自己能在冲动与反应之间注入理性思考，这种掌控感就源于积极的状态。即便心情抑郁，你也能够控制自身行为，这也能带来极大满足感。

你还会证明，现在的你已经能够采取建设性行动，而不是冲动性行动，因此信心倍增。自信的感觉可比无助好得多。

努力发挥自我提升能力，你就能凌驾于矛盾拖延奖励的思维模式之上。你证明自己可以组织和规划行动以达到积极效果。这可以增强你避免行为偏移的能力，确保自己始终走在正轨之上。

逃避对抗抑郁只能给你带来即时但短暂的解脱，而采取积极行动会让你感到更持久的释然。

摆脱双重目标困境

西格蒙德·弗洛伊德有关"马与骑手"的比喻表明了拖延与行动之间的抗争关系。拖延发生时，就如同骑上了一匹难以驾驭的马，带你走向错误的方向。马就像强大的原脑，趋向快乐，逃避痛苦。马本能地循着障碍最少的道路前进。如果掌控权归马所有，那就只能随着马的心意前进。骑手是你性格中理性的一面。理性能够驾驭冲动。骑手不会在绝望中坐以待毙，而是会指引你采取治疗措施。

如果你手握缰绳，指挥马向克服抑郁的方向前进，那么结果如何？可能会产生矛盾。一开始，你会感到强大的阻力。马不肯前进一步，但缰绳还握在你的手中。你引导马将精力用在新方向上。虽然需要耗费一些脑力，但只要充分发挥更高层次的精神力量，你就更容易保持专注。

还可以用另一种方式理解采取行动和逃避不适感之间的矛盾：将二者看成一种双重目标困境。你想要摆脱抑郁，这是你的首要目标。但你不想面对不确定因素、怀疑和不适，这是你的第二个目标。这就形成了典型的拖延矛盾。如果沉溺于第二个目标，你就可能继续遭受抑郁折磨，只能等着抑郁自行消失。而且，如果不采取任何应对措施，抑郁很可能卷土重来。根据过去的经验，你知道散步可以暂时缓解抑郁，但你迟迟不肯迈出第一步，惰性很快就会带来抗拒心理。你或许会告诉自己，如果内心不想动的话，身体也不可能愿意去散步。

但如果你的目标是通过散步克服惰性，那么惰性就无法构成不愿散步的理由。

> 如果你相信自己无法克服抑郁情绪，那就是在给拖延找借口。

运用"放手去做"法

佛罗里达心理学家罗伯特·海勒提出了一种防止抑郁恶性循环的方法。他指出，人处于抑郁状态时，往往会躲避人群，放弃许多日常活动，而且越来越感到与世隔绝、孤独寂寞，精神状况越来越差。对此，他提出"放手去做"法，提倡不必受到鼓舞就直接付诸行动。该方法的关键在于打破消极模式。

海勒并未过多关注识别抑郁思维以及将事件、想法与抑郁感受联系起来。他认为，行为变化可将人的关注点从抑郁想法和预感上转移开，从而把心思放在抑郁治疗行动上。

海勒建议以活动日志作为激励方式。写日志的目的在于记录每天的行为，并持续添加新的活动，不用刻意关注自身感受。日志也可用于衡量一段时间的进步情况。

通过查阅记录，你也可以找出活动间隙的空白，也就是你逃避了哪些有助于缓解孤独的人际交往。这样你就可以增加一些和别人共度时光的活动。活动不必过于复杂，和邻居打个招呼、问问店员商品放在哪里即可。你可以改变一周只购物一次的习惯，每天都去购一次物，每次只买一种商品。

为使该方法的效应最大化，即便你再也感受不到当初的乐趣，也仍可以继续坚持这种行为模式。毕竟，抑郁的首要特征就是丧失快乐。该方法能为心情好转铺平道路。

增加活动量

贝克认知行为疗法研究所主席、《认知疗法：基础与应用》作者朱迪斯·S.贝克博士强烈建议通过增加活动量的方式治疗抑郁。贝克说道："许多抑郁患者都抱有这样的想法：'等心情有所好转后，我就会重新开始给朋友打电话，看电影，打网球，制订假期计划。'他们需要心理教育。研究表明，这种想法纯属本末倒置。首先应该立即重新开始积极活跃的生活，这样心情才可能好转。"

贝克说，虽然她的病人明白这个道理，但拖延的想法常常阻挠他们付诸行动。"我帮助病人们意识到，他们的想法可能完全正确，也可能完全错误，或者既有正确的部分也有错误的部分。我告诉他们我没有水晶球，不能像巫师一样验证他们预言的准确性，但我也轻声问了他们，他们自己难道就有水晶球吗？"

贝克让她的病人们做了一些小小的尝试："很可能所有人都经历过不给朋友打电话，不去看电影，不去打网球，不去制订假期计划。我问他们，这样做会带来什么样的心情。后来，他们表示这周愿意去尝试一些事情。我给他们定的目标不高：'即使某项活动只能将痛苦降低10%，那也值得一试。'随后我们开始预测，哪些想法可能阻碍他们进行活动？活动之中或结束之后，他们又会产生哪些想法破坏活动体验或成就感？然后为这些想法思考解决对策。"

她得出了这样的结论："帮助病人探索对抑郁思维有效的解决方法，能够极大提升他们坚持行动的意愿。"

运用打破拖延法战胜抑郁

打破拖延法即运用一系列方法与技巧，确保自己走在正轨上，只做最该做和最急迫的事情，以此缓解抑郁心情。这为战胜抑郁提供了新视角。以下是几种可用于治疗抑郁的基本抗拖延技巧。

如果某项挑战过于复杂，那就可以将其分解成多个次级目标。不管多么复杂的任务，总可以从简单的步骤做起。

你可以采取"碎片"分析法。例如，以下是针对抑郁思维的几个次级行动步骤：

1. 记录抑郁想法的内容。

2. 寻找抑郁想法的瑕疵。

3. 思考合理、积极或中立的其他观点。

4. 改变视角。写一句简单的诗，例如"心情决定心态"。这是说，抑郁情绪会让人产生负面解释，例如"生活糟透了"。要时刻提醒自己，你可以产生这种以偏概全的想法，但绝不能把它太当回事。

运用上述"碎片"分析法列出一张核对清单。按照逻辑顺序（首先做什么，其次做什么……）写明行动步骤。每完成一项活动就标记一项。下面的表格提供了模板：

行动步骤	是否完成
记录抑郁想法。	
寻找抑郁想法的瑕疵。	
思考合理、积极或中立的其他观点。	
写一句简单的诗。	

为克服惰性，你可以运用"五分钟法"完成清单事项。和自己达成共识，坚持自我提升计划五分钟。结束之后，问问自己是否还想继续五分钟。如此坚持下去，直到完成清单里的所有内容，或做完足够多的事项。然后，额外再花几分钟时间，为特定时间的下一步行动做准备。如果你已经为下一步做好了充足的准备，那么行动起来就会相对容易。

抑郁消失、精力恢复的时刻终会来临。新的挑战可能浮现。你可能觉得，有太多事情需要跟进。如果真的产生了这种消极想法，你或许会想："即便跟进了也没有意义。"这在一定程度上可能是正确的。但是否可以换一种角度理解呢？过去的已经过去，需要面对的是当下。不要沉湎于过去，率先处理当务之急。现在是时候重整旗鼓，向着未来奋力前行了。

此时，你可以再列一张新的活动清单，按价值和意义排列。选择过程中，分清哪些事项过去意义重大但现在毫无用处，并将之剔除。这并非从头开始，不过是一种合理的做法。

佛陀会制作活动清单吗？

为克服拖延心理，几乎所有人都列过活动清单。活动清单究竟是必要步骤，还是另一种形式的干扰？这取决于具体情况。

清单不一定太长，一到五项即可。简短的清单有助于集中精力完成某几个重要事项。另外，把想到的事项都列进清单也不现实，容易造成贪多嚼不烂的局面。日常活动清单可用于克服拖延。

实现进步的路径

如果你问佛陀应如何克服拖延，他可能会回答，你不能奢求从拖延中获得解脱，因为奢求本身就会成为障碍。问题在于你自己。你的自我占据了主导地位。不要渴求任何事物，要做到无欲无求。鉴于这种观点，佛陀会制作活动清单吗？佛陀会把"锻炼"写进清单中吗？

不同的人拥有不同的目标、价值、理念和精神旨趣。所以，如果你想跟随佛陀的步伐，升入更高的精神境界，那么就无须挂怀凡尘俗世。你有自己的使命，有自己对于成就的概念。因此，活动清单确实可能对你不起作用。如果你早已清楚自己想要什么，那么意识和经验就是你最好的向导。

虽然佛陀不太可能会遵循活动清单，但你仍会发现，制作一张清单有助于克服抑郁。利用清单避免造成干扰的行动，把精力放在可产生积极效果的行动上，专注于提升自我。

制作自我提升活动清单

自我提升涵盖内容极为广泛，如培养音乐天赋、戒除不良习惯、克服仇外心理、树立坚定信心等，这些目标都不是一朝一夕的事。

为开启自我提升计划，最好将行动建立于有意义、可衡量、能实现的目标之上。假设以提高效率为目标，那么可根据该目标每天完成三个步骤。例如，每天早上花半小时组织规划当天余下时间的所有活动。每天专门抽出一个半小时，继续创作之前搁置的小说。上午十点到十点一刻，你可以用这十五分钟厘清思绪，赶走杂念。第17章将教你如何充分发挥活动清单的作用，奖励你的辛苦行动。

自我提升活动清单

根据以下表格制作一张自我提升清单。在第一列写出计划开展的自我提升活动。如果感觉自己可能拖延，或者被另外的事分了神，将造成偏移的事项一并写出，注意避免。确认已完成事项和成功避开的行为偏移。这同时也能帮你记录下已达成的两方面成就。

待办事项	是否完成	行为偏移	是否避免
例如：早起读报纸，之后再去工作。		躲在毛毯里不愿起床。	

每完成一个事项都将给你带来成就感。

对拖延宣战的七条原则

19世纪军事战略家卡尔·冯·克劳塞维茨将军写过一本经典之作《战争论》。我将他的原则稍加修改，用于克服拖延心理。

准备原则

一味退却绝不可能打破拖延和抑郁的双重障碍。但如果无故拖延时认清了自身行为的本质，你就可以像应对抑郁的可治疗症状一样，向着克服拖延心理和行为的方向努力。

有必要掌握有关拖延及其症状的重要知识，形成合理的理解并做好应对准备。开始讨伐拖延之前，先花费充足时间做好准备，确保了解拖延的动机和原理。例如，你可能意欲逃避不适感，因此不去解决发现的抑郁焦点，反而与同伴争吵不休。只要了解了对手，你就有改变思维方向的可能。

但也应避免准备过度，没必要了解完有关抑郁和拖延的全部知识后，再去面对这项联合挑战。否则可能导致分析瘫痪、犹豫不决，以及更严重的拖延。

> 冯·克劳塞维茨发现，犹豫不决、拖延磨蹭的将领必败无疑。

适应原则

你的准备原则不可能适用于所有情况，有些时候必须根据具体情况做出调整。拖延虽然具有不同诱因和表现形式，但也存在共同要素，例如一产生消极感受就立即逃避。你可以根据不同情况调整对于这种行为偏移的认知，在拖延发生之初就着手解决。

拖延也可能表现出独有特征。例如反抗型拖延，患者可能认为喝到酩酊大醉也是他们的自由。运用适应原则，你可以重新理解这种思想，认清这种上瘾行为其实是丧失了自由。这样你就能对自己的行为做出相应调整。

专注原则

若想直接实现合理目标，必须付出特别的努力。因此你必须集中精力，以确保收获的效益最大化。专注于重要的事务，避免让琐事耗费过多时间和精力。你自己也清楚哪些环节容易诱发拖延心理。

拖延涉及一系列让人分心的行为，如不准备工作面试，反而去读小说。这种形式的拖延会将你置于停滞状态，坐等外界鼓舞和激励。所以，你必须挑战自我，识别常见的拖延想法，集中时间和精力着重解决同类问题，抵住所有干扰，坚定力量达成最佳效果。

平衡与动力原则

按需安排时间和资源以达到预期效果。除非犹豫也是一项策略，否则不要浪费时间。

你可能认为，处理紧迫状况费时费力，因此想要逃避。但你也可以换个角度，想想哪些方面你可以用最少的努力取得最佳的效果，以改变抑郁的可控方面。例如，至少将抑郁思维转换为中立思维。合理安排时间，保持好节奏，坚决执行行动计划。

勇敢原则

积极展开攻势，不放过任何一个前进的机会。前进虽然不能确保成功，但代表了积极向上的态势。防御和撤退如果不能产生最佳效果，那就一定是消极的。

拖延就是一种撤退行为。用鼓舞人心的话语为自己打气，如"我一定行"。积极思维与以偏概全的消极思维恰好相反，如"生活太过艰难，我无法做出改变"。

效率原则

遇到问题最好立即做出行动，无故拖延很容易造成压力和痛苦。

犹豫不决造成的拖延会让你陷入困境。如果你把防止深陷拖延定为目标，那就千万不要想着逃避。从现在开始，你应该朝着胜利的方向迈出必要步伐。

坚持原则

不要停下前进的步伐，将拖延视为劲敌团团围住。让每一场战斗都成为决胜局。克服"一会儿再做"等消极思维，避免影响计划的及时执行，从而扰乱敌人的通信。揭露这种思维的本质，它只是无力的借口罢了。抑制内心想要偏离正轨的冲动，攻击拖延的防守阵地。积极及时展开行动，战胜拖延的欲望。

打击拖延作战指挥室表格

想想你认为哪些活动有助于缓解抑郁造成的痛苦，但你之前总是拖延逃避。将完成这项活动设为目标，接下来向着目标前进，运用上述七个原则向抑郁宣战。写下你将如何运用这七个原则推进目标，然后将既定战略付诸实践，并记录结果。

你的目标：

原则	应用
准备：	
适应：	
专注：	
平衡与动力：	
勇敢：	
效率：	
坚持：	

良性变化循环

拖延会导致事情越积越多，最后让你觉得不堪重负。初次拖延可能导致抑郁，即便你能侥幸逃过，拖延也仍是一种消极的状态。抑郁可由多种原因诱发，但不管哪种原因，一旦患上抑郁，能做的事你也会忍不住拖延逃避，如拖延采取治疗措施消除抑郁情绪。这就是二次拖延。现在就来了解一下，如果初次拖延和二次拖延同时发生，将会造成什么后果。

拖延本身就是克服拖延的障碍。如果同时还伴有抑郁，拖延也会妨碍抑郁的治疗。下面将详细介绍一下，如何促成良性变化循环。

不管是拖延还是抑郁，你都会拖延或者逃避采取治疗措施。例如，如果你认定自己无法成功克服抑郁，执行治疗计划时你就可能三心二意，甚至根本不愿去尝试。因此，你很可能将继续沉湎于抑郁，等待抑郁自己消失。这就是一种恶性循环：

1. 你感觉受到抑郁的束缚。

2. 你认定自己无能为力。

3. 抑郁继续泛滥。

如果你认定自己无能为力，那就可能逃避尝试。但你可以运用以下良性变化循环三步法，打破拖延与抑郁之间的联系。

1. 选择积极面对抑郁。

2. 积极采取你认为有效但经常拖延的治疗措施，以此克服抑郁，同时向拖延心理发起挑战。

3. 坚持运用应对方法，持续抵抗抑郁，扫除拖延障碍。此种良性变化循环方法可用于同时克服抑郁和拖延。

在治疗抑郁的过程中，随着拖延的次数逐渐减少，你就能帮助自己打破恶性抑郁循环。采取治疗措施后，你会觉得心情有所好转，这样就拥有更多精力坚持计划，也失去了拖延逃避的理由。下面以体育锻炼作为应对抑郁情绪的技巧，解释这种良性变化循环方法的原理。

1. 拖延体育锻炼。

2. 采取应对措施克服拖延心理。

3. 锻炼让你的心情有所好转。

4. 你拖延的次数逐渐减少。

多加运用上述良性变化循环方法，你就能打破抑郁与拖延之间的联系，拯救抑郁心情。

把握好节奏

如果你得了季节性流感，正常生活必然会受到影响。从轻度抑郁发展到重度抑郁的过程中，活动的频繁程度也会按比例降低。不过你也可以像治疗流感那样，采取审慎的措施克服抑郁。

克服拖延心理的抑郁治疗方法属于活动疗法。然而抑郁状态下，平时轻而易举的事情也会变得复杂，你必须确定事务的优先级，把握好做事的节奏。

有些活动较为复杂，如做一份竞争分析。这种情况下，你可以把长周期分为较短的时间段，逐步完成这项大挑战。接受抑郁能限制能力发挥的事实，不必苛求自己。这样，你或许也能完成更多任务，也就没有那么多理由感到心情低落。

"立即行动"治疗计划

"立即行动"既可以遏制拖延心理，又可以克服抑郁情绪。该主张提倡，为了你个人的效率、效力、健康和幸福，在合理的时间内以合理的方式做合理的事情。做事的节奏取决于你的精力和具体情况。

抑郁时依然负重缓慢前行，这样便完美契合"立即行动"的观点。缓慢的节奏能够降低你被压垮的风险，进而减少引发抑郁的诱因。

如果你已经做好了准备，那就开启你的拖延终结计划。采取以下措施，将拖延和抑郁一并消除。

○ 提高有效执行的能力。

○ 营造"我能行"的感觉。

○ 缓冲抑郁造成的冲击。

○ 逐步增强自信，告诉自己能够做得更好、恢复正常。

战胜抑郁需要较长的时间和有目的的努力，必须接受这个事实，以免陷入拖延心理和抑郁思维的双重折磨。

即使你感觉无精打采，只要不断采取一系列小的步骤，那么不久后你也会信心倍增，进而去完成更重大的步骤。

终结抑郁计划

关键理念（本章中你认为最有帮助的三个理念）：

1. _____

2. _____

3. _____

行动步骤（你认为有助于克服抑郁的三个步骤）：

1. _____

2. _____

3. _____

执行过程（如何执行上述步骤）：

1. _____

2. _____

3. _____

实施结果（有什么可利用的收获）：

1. _____

2. _____

3. _____

第二部分

识别并克服抑郁思维

学会如何识别和克服抑郁思维。

了解心理学之父战胜抑郁的自由意识法。

运用苏格拉底法克服抑郁思维。

运用批判性思维建立健康视角。

运用阿尔伯特·艾利斯（Albert Elliss）著名的 ABCDE 法战胜抑郁。

建立多元自我观，拓宽视角。

运用价值循环法，建立健康自我概念。

强化解决问题能力并克服无助情绪。

养成现实乐观主义，逐渐恢复状态。

逃脱并避免责备陷阱。

第 6 章

识别抑郁思维

如果你只关注不悦经历，认为自己彻头彻尾地失败，觉得未来希望渺茫，那么无疑陷入了抑郁思维。这些抑郁想法会让你的境遇雪上加霜。抑郁的心情早就使你痛苦不堪，而抑郁想法如同火上浇油，让本就低落的情绪更加消沉。

如果是一只猫患上了抑郁，它绝不会经历这种双重痛苦。它或许会闷闷不乐、行动迟缓、食欲不振、暴躁易怒，不会像平日里一样惬意地喵喵叫，东追西跑。猫病了，你会忧心忡忡，但猫儿依旧自由自在。它不觉得自己是抓不到老鼠的笨猫，不觉得自己一无是处，也不觉得自己达不到做猫的标准。它能够忍受这番痛苦，没有选择自暴自弃，这种消极思维是人类特有的情感。猫即使心情低落，也不会陷入这种双重困境。它会一分一秒、一天一夜地过好平时的生活，直到抑郁渐渐消失。

抑郁并非出于个人原因，也不是对你品质的否定。抑郁不容小觑，造成双重打击的抑郁思维也是如此。如果你发现自己产生了抑郁想法，那么最好立即采取应对措施。好在抑郁想法并不顽固，不像眼睛颜色和身材高矮那样难以改变。它们更像你身上的衣服，轻而易举就可以脱去，换上一身更合适的。

识别抑郁思维

18世纪内科医生托马斯·富勒曾言："了解疾病，等于治愈了一半。"如果你能识别、定义和阐释问题，那么就已经向理解和解决问题迈出了一大步。

你的想法和信念可能与抑郁生理感受交融在一起。这些想法各有各的情境（你的感知和情绪）和内容（你告诉自己的或你所相信的）。识别抑郁想法的情境和内容是摆脱抑郁思维的第一步。

发现抑郁思维的线索

如何才能辨别某种想法是不是抑郁想法？可以通过结果进行判断。如果你感觉心情更加低落，且认定自己无法做出改变，那么这种想法就属于抑郁想法。以下是抑郁思维的几种其他表现以及相应对策。

○ 某种想法如果听起来就很压抑，那么很可能属于抑郁想法。例如"我永远无法摆脱失落感"，听起来就令人抑郁。这种极端想法能够消退，你只需给自己一点恢复的时间。

○ 以偏概全的想法会加重抑郁。诸如"生活没有意义"这样的抑郁想法是造成痛苦的罪魁祸首。你可以往积极的方面想，将消极想法看成以偏概全，从而破解眼前的神秘。接着，你可以追寻积极价值，确认生活并非没有意义。

○ 抑郁思维常常周期性产生。如果你告诉自己继续抑郁下去，那么这种想法就会对你的情绪造成影响，之后你便以失落的情绪为证据，证明自己永远不可能摆脱抑郁。然而这只是一种自我应验的抑郁思维，会不会成为现实全由自己决定。你可以借助这样的想法，打破抑郁循环。

○ 抑郁会让你产生"应该""理当"或"必须"式思维。假如你丢了一份很好的工作，你会告诉自己"这不应该发生"，因此感到压力巨大。与之相反，你要学会接受现实，从而平衡这种思维。

○ 严重化是指为本就糟糕的情况雪上加霜。"我得了糖尿病，真是糟糕透顶"等严重化想法常常会对解决问题本身造成干扰。积极采取治疗措施可使你远离哀叹抱怨。

○ 灾难性预期能够加重抑郁。如果你认为自己注定无法摆脱抑郁，那么自然会感到软弱无力，心情更加低落。你可以从现实视角对抗这种思维。例如，定义什么才算"注定"。要认清"永远无法摆脱抑郁"的想法只是以偏概全。

五个关于抑郁思维的故事

接下来让我们看看五个抑郁患者的个人想法。

○ 肯的故事

肯搞砸了一单重要的生意，他脑中立即浮现出了这样的想法："这种事不应该发生在我身上。"该想法引发了一系列消极想法："我什么事都做不好。""我太失败了。""我就是个彻头彻尾的蠢货。""我一无是处。""没有我的话，我的家庭会更好。""抑郁太可怕了，我无法忍受。"对于肯而言，生意失败或任何差错都是灾难性的。上述抑郁想法占了上风，肯感到痛苦无比。这样的抑郁情绪少则持续几个小时，多则数月之后才能消散。

肯摒弃了这种自我沉溺、悲观失败的观点，通过客观自省重新审视自我。他告诉自己，生意本就有成有败，这是常事。虽然业务量是绩效考核的一部分，但并不能衡量他整个人的价值。他终于明白，虽然销售表现能够影响收入和生活质量，但仅仅一笔没谈成的买卖并不能否定全部生活。妻子和家庭远比这笔买卖重要得多。对自己的看法比收入水平重要得多。

不到一年后，肯的压力和抑郁得到了极大程度的舒缓。或许因为他并不执着于成功，他的销售业绩反而有所提升。

> 你可以通过结果识别抑郁思维。某种想法如果让你更加低落，那么就属于抑郁想法。

○ 桑德拉的故事

重度抑郁标志着你的生活出现了问题。桑德拉在股市上遭受了巨大亏损。股市萎靡不振，她也无精打采。她告诉自己："我损失了一大笔钱。""我不能就此退出。""我本应该预见大萧条的来临。""我简直是个蠢货。""这简直糟糕透顶。"这种灾难性思维渐渐发展成抑郁想法，如"绝望无助""我永远都不会好起来""我将孤独终老，贫困而死"。苦恼思维的恶化给本就堪忧的经济状况再添情绪负担。

由于情绪低落，桑德拉认为她的抑郁情绪印证了她的抑郁思维。桑德拉也和普通人一样，一旦陷入痛苦的自言自语，就会认为当下的痛苦经历恰恰验证了消极的想法，而消极想法又会带来更深的痛苦。

桑德拉后来意识到，她太过在意这次经济损失，以至忽略了另一件事的重要价值，那就是待人友善，包括对她自己。此番意识帮助她打破了抑郁思维循环。

○ 堂娜的故事

堂娜呜咽着说，自己结婚太早，这一定是她郁郁寡欢的原因。她想要离婚。她说过去一年一直在想这件事。

然而"结婚太早"和她的抑郁毫无关系。她无法为自己的痛苦找到合理的原因，这是种走投无路的表现。

堂娜结婚那年已经30岁。她和丈夫约会了一年多之后才决定订婚。而此前，她觉得自己已经是大龄剩女。有人问她："之前你觉得结婚太晚，而现在又认为太早，这难道不自相矛盾吗？"她一时不知所措。

堂娜很快就发现了自己思想上的矛盾。她明白，这两种想法不可能都正确。她逐渐适应了新的意识，开始接受抑郁情绪给她带来的痛苦。她努力从更客观的角度思考问题，发现自己抑郁的原因更可能是生理方面，而不是社会或心理方面。这样的解释听起来似乎很合理。

堂娜也开始认同，自己能够掌控对抑郁情绪的想法，于是逐渐摆脱了抑郁。那时候，她觉得自己的婚姻牢固无比，丈夫满怀爱意。她为自己选择了这么好的伴侣而感到幸福。后来她反思道："简直不敢相信，我之前竟然把抑郁归咎于婚姻。"

为防止抑郁再次入侵，每当感觉有复发趋势时，堂娜都积极采取措施消除抑郁想法。她称其为"精神锻炼"，就像每天坚持跳绳一样，保证精神始终处于健康状态。（她也每天坚持跳绳，保证身体健康，防止抑郁复发。）自那以后，堂娜虽然时不时也会感到心情抑郁，但她都坚强地挺了过去。与之前相比，她抑郁的次数越来越少，程度也越来越轻。

○ 蒂姆的故事

蒂姆从事着一份待遇不高、没有前途的工作，他感到压力巨大、焦躁不安。他独自一人，住在一个治安极差的地方，酗酒无度、怨天尤人。这些情况极易导致抑郁。果不其然，抑郁最终找上门来。

蒂姆花费一年多时间才戒掉了酒，摆脱了抑郁，回到了学校，重新建立起友谊，不再感到孤单。走出抑郁阴霾后，他开始对探究和撰写印第安部落历史产生了浓厚兴趣。

蒂姆对抗抑郁的着力点既简单明了，又立竿见影。在我的建议下，他做了成本效益分析，弄清抑郁思维和酗酒无度是该责备世界还是责备自己。他意识到，他虽然无法改变世界，但可以改变自己的思维，摆脱消极的状况。他必须把酒戒掉，积极采取措施改正抑郁思维。为了戒酒，蒂姆加入了一个互助小组。他时刻记录抑郁想法，学着更加有效地应对工作场所的问题。愤怒和抑郁逐渐消失后，他参加了一系列职业生涯测试。

本书写作之时，蒂姆已经成功戒酒八年，换了一份更符合他兴趣与天赋的新工作，搬到了更安全的地方，并且和自己的梦中情人订了婚。他目前的生活虽然算不上完美，但与之前那段黑暗的时光相比已经好了太多。

○ 莎莉的故事

人生的大部分时间里，莎莉都认为自己是个快乐的人。没患抑郁之前，她每天都期待下班回家看孩子们玩耍。如果孩子没做作业，她就会告诉他们写完作业才能玩，虽然表达方式十分幽默，但语气极其坚定。

然而后来莎莉闹离婚，工作上又面临巨大压力，生活无比艰难。

她感到脾气暴躁、喜怒无常。

有一天，莎莉下班回家，走进客厅后发现，孩子把房间搞得"一团糟"，瞬间失去了理智。孩子们在客厅奔跑玩闹，玩具散落一地。她看到书包还挂在门上，就知道孩子们并没有写作业。

顿时，脑中的负面想法像烟花一样炸裂，她感觉到了一股强烈的紧张。她的情绪瞬间崩溃，开始哀号尖叫，最后蜷缩在角落里，难以抑制地抽泣了起来。

这场情绪爆发让她惊恐万分。她意识到，趁着孩子们还没记恨她，她必须赶快好起来。咨询过心理医生后，莎莉开始处理思维、情绪和行为之间的关系。起初，莎莉感觉乱作一团，但她识别出了自己的抑郁想法，并一一写了下来，混乱局面变得井然有序，以下是她整理出的内心想法：

1. "那一天我过得不顺。"
2. "孩子们应该安静点。"
3. "他们应该在我回家前把房间收拾好。"
4. "他们应该把作业写完。"
5. "他们是一群小怪物。"
6. "我控制不了他们。"
7. "我不是一名合格的母亲。"
8. "生活中所有事情我都无能为力。"
9. "我注定是个失败的人。"

莎莉看到这些消极想法后大为震惊。那天她确实过得不顺，但其他想法与现实相去甚远。孩子们的行为并不是问题的关键，甚至不是主要诱因。问题源于她的抑郁情绪和消极想法，过于笼统而难以名状。

莎莉逐渐平静地接受了她的抑郁情况。虽然她依然没有摆脱抑郁，她的工作还是压力重重，也还为失去婚姻而悲痛万分，但她逐渐赢回了对自己的掌控权，最终成功战胜了抑郁。

十年后，莎莉开启了一段崭新牢固的婚姻。孩子们已经步入青年，个个表现出色。只有偶尔几天她会感到抑郁。

导致抑郁的严重错误认知

消极认知是引发抑郁的一大重要原因。为摆脱这些错误认知造成的额外负担，有必要先识别错误认知，再学习自我纠正措施，最后努力实行措施。以下相互重叠的认知扭曲常伴随抑郁发生，能够反映并激发消极情绪。

以偏概全

以偏概全是指仅基于一个或几个因素，甚至是臆想出来的原因，就做出绝对性结论。例如，犯过一次错之后，你就认为自己什么事都做不好。如果你正处于抑郁状态，这种以偏概全的想法就会显现出来。另一半抛弃了你，你就开始想："我永远不会找到爱我的人。"这样的想法会给本就低落的心情再添一层阴霾。但你能证明永远找不到爱你的人吗？问问自己是不是这样，可能你会发现这是在以偏概全。

解决该问题的关键在于找到例外。首先，抑郁确实会降低满足感，这是不可避免的。现在就调动起你的客观自省能力，探索生活的积极方面。你认为自己还能实现什么？哪些情况正在改善或能够改善？

> "没有什么是绝对的好或绝对的坏，一切取决于人的思维。"——威廉·莎士比亚（William Shakespeare）

如果你难以辨别什么是以偏概全，那我可以告诉你，线索就藏在想法之中。例如，"我感觉绝望无助"就是以偏概全。你怎么可能永远处于一种状态？如果你把"绝望无助"换成"兴高采烈"又会产生什么效果？抑郁状态下，类似上述的话语并没有太大意义。虽然"兴高采烈"也属于以偏概全，但终究强于"绝望无助""一文不值"。谁又能始终保持一个样子呢？

还有一种快速克服以偏概全思维的方法。把"我感到"换成"我假装"。例如，把"我感到绝望无助"说成"我假装绝望无助"，这样就可以检验自己是否真的只能表现出一种状态。

夸大和贬低

你是否遇到过，有的人时不时会小题大做，即便事情已经过去很久也依然耿耿于怀？所有人都容易掉进这种夸大的陷阱，这是人类的本性。然而，如果你遇事不能淡然处之，反而过分夸大负面情绪，那么痛苦的感觉更不易消散。

还有一部分人喜欢轻描淡写。他们贬低自己积极方面和已得成就的重要性，对负面事件也不以为意。虽然这可能是谦虚的一种表现，但过分轻视抑郁的影响完全是另外一回事。如果你从事着一份高压工作，那么很容易低估压力对抑郁的影响。你会对压力听之任之，反正"根本不算回事儿"。进行成本效益分析可产生截然不同的视角。将问题处理好的短期优势与长期优势，以及短期劣势与长期劣势分别是什么？首先应该采取什么样的合理步骤？

往最坏处想

往最坏处想是指人们过分夸大负面情绪，本来是件小事，结果成了世界末日般的大灾难。佛陀早就就此事告诫过我们。该思维的近代渊源是所谓"绝望怒吼"概念，但阿尔伯特·艾利斯却因运用该思想治疗抑郁而闻名。

下面是个往最坏处想的例子。一位朋友似乎对你很冷淡，你不禁心里想："朋友恨我，我无法维持任何良好关系，我将孤独终老。"但如果后来你发现，朋友只是得了流感状态不佳，康复后又像平时一样友善，那又作何解释？

抑郁状态下，你可能表现出一些医学无法解释的症状，如头疼、乏力或腰背疼痛。因此，你可能妄下结论，觉得自己得了某种疑难杂症。随后你就往坏处想，告诉自己医生水平不够，连病因都找不到，自己肯定会因为病因不明而死去。但是，如果你对这种思维提出疑问，那么就更可能长期免受抑郁折磨。

为摆脱凡事往坏处想的思维束缚，可以寻求截然相反的其他解释。将事实与夸大区分开。认清哪些想法属于夸大，集中精力于你能做的事情。制订计划，付诸行动。

二分思维

抑郁思维中并不存在可变性，取而代之的是二分思维。这是一种非黑即白的思维。按照该思维，如果你不是好人，那必定是坏人。毫无可变性可言，也不存在中间地带。如果你宣称自己是坏人，那么既是在以偏概全，又是在夸大其词。

二分思维的错误关键就在于缺乏可变性。寻找例外可以克服这种思维。努力发现灰色的中间地带。

心理过滤

心理过滤是指刻意排斥不想听到的说法。在整个大背景下，只接受某种消极想法，排斥其他所有想法，这就是心理过滤的典型特征。

例如，本不幸身患抑郁，厌恶自我。凯茜告诉本："你真是心灵手巧。木匠活儿做得真不错。"本回答说："但我手上全是茧。"这表明他对自己持有消极偏见，对夸赞声感到不适。

如果你不期望拥有愉快的经历，那么大概率会忽视并过滤掉这样的经历。不过你可以通过平衡练习恢复一部分正确认知。也就是说，每当你产生只能看见消极想法的倾向时，那就刻意去思考与之相反的观点。例如，如果你遇到某个让你产生心理过滤偏见的情形，那么不管是好是坏还是中性，把尽可能多的因素全部写下来。这种平衡方法可干扰心理过滤自动进行。虽然你可能还是更看重消极想法，但你的思维已经开始朝着平衡的方向前进。

妄下结论

妄下结论是指事情尚未得到证实就凭空臆测。抑郁状态下，你可能会基于与抑郁相关的预期判断眼前的状况。例如，抑郁久久挥之不去，然后你就贸然断定永远不可能摆脱抑郁。

你可以运用暂缓判断法，等找到确切事实和合理依据后再下定论。不能单凭印象就直接做出结论，应加入推理过程，这样你的思维才会越发灵活，得出明智结论的概率也会大大提高。

预测命运

悲观思想状态下，你只能看见未来的昏暗与灾难。但不管是手拿竹签的算命先生还是你自己，都无法准确预测未来。不要以任何方式预测自己的命运。与其无端揣测前途命运如何，不如对你的经历保持开放心态。

心理解读

有些人习惯装模作样地解读他人的动机、脾性、意图甚至思想。然而读心术需要心灵感应，人类并不具备。如果你对一个人足够了解，那么确实能预测出他的想法，或从他的话语中获得一些线索。但心理解读可不止如此，更多涉及解读人际关系情境。

如果你发现你在揣测别人对自己的观点，先别急着做出结论，等获得可靠证据或了解到不同信息后也不迟。

情绪推理

情绪推理是指你太过信任自己的感觉。你会把情绪当作思想、信念和感知的证据，这属于典型的循环推理。你认为自己能力不足，而且相信内心的感觉能够验证这种看法。虽然情绪是你的实在经历，但情绪背后的思想可能是对理性的严重扭曲。

为打破情绪推理，你可以对与情绪相关的想法做出检验。剔除容易滋生情绪循环推理的想法，将可以客观验证的事实与主观印象分离开。为情绪与反应之间注入理性思考，这是打破情绪循环推理的经典方法。

自贴标签

一旦给自己贴上贬低身份的标签，你就剥去了人性中积极的方面。你可能称自己是"失败者""蠢货""笨蛋""傻瓜""白痴""废物""垃圾"。为应对这种认知扭曲，你可以为标签下定义。问问自己，某个标签是不是在所有时候都对你绝对适用？如果你认为自己彻头彻尾地失败，不妨想想，一次失败的行动并不等同于整个人都是失败。接下来，想出十个不符合这个定义的普通事件。这样你就能发现，给自己乱贴标签其实就是一种以偏概全。

归咎自身

归咎自身是指，面对你无法控制或影响的情况产生自责心理，对虚假的事物感到愧疚。

你可能为他人的行为感到难堪。例如，你的另一半喝得酩酊大醉，乱撒酒疯，而你觉得所有人都盯着你。但如果你看到其他夫妻上演类似一幕，你可能会把注意力放在喝醉的人身上，而不是去责备他或她的同伴。你甚至可能为他或她的同伴感到难为情。

如果你陷入了归咎自身的陷阱，那就问问自己下列问题并做出回答："什么事出了问题都是我的错，这样的想法是不是太过离谱？我有能力让别人都特别关注我的缺点吗？如果我是因为觉得自己缺乏价值而感到不安，那么为什么别人还会去注意我？"

识别认知扭曲

现在，你或许对常伴随抑郁发生的认知扭曲有了更清晰的认知。必须要了解，认知扭曲通常是过度夸大、以偏概全和往坏处想的混合。发生认知扭曲时，你不会产生多种形式的抑郁想法，而是会经历一系列扭曲行为。

将情绪转化为想法

你可能会说："我感到绝望。"但绝望想法到底是引发了情绪，还是反映了情绪？不管怎样，绝望都是心理与情绪之间的桥梁。

如果你告诉自己感到绝望无助、一文不值，那么你其实已经识别出了消极情绪背后的想法。为了更深入地理解这些情绪表达背后的意义，你可以将自己的思维转化成识别抑郁想法的框架。如以下表格，你可以在每一项表述前加上"我告诉自己"。

抑郁情绪	转化后的抑郁想法
"我感到绝望。"	"我告诉自己抑郁使我感到绝望。"
"我感到无助。"	"我告诉自己没有任何办法能让我做出积极改变。"
"我觉得自己一文不值。"	"我告诉自己我没有任何价值，因此没有任何办法可以改变这种状况。"

　　留意自己如何通过以上方式掌控了抑郁思维。"我觉得自己一文不值"这种想法听起来似乎永远无法克服，但只要在前面加上"我告诉自己"，你就从逻辑上消除了"永远"的蕴意。例如，你可以告诉自己换一种想法。

将情绪转化为想法

　　利用以下表格将抑郁情绪转化为可纠正的抑郁想法。在第一列写下自己的感受，以"我感觉……"开头；在第二列将对应表述转化为抑郁想法，以"我告诉自己……"开头。

抑郁情绪	转化后的抑郁想法

发现抑郁骗局

人们一旦开始欺骗自己，往往很难有意识地脱身，反而会逐渐养成自我欺骗的思维习惯。

抑郁状态下应如何辨别是否在欺骗自己？运用以下五项提问合理性检测法即可。

1. 陈述疑似抑郁想法。

2. 询问自己五个合理性问题。

3. 以"是"或"否"对每个问题简要作答。

4. 给出作答的原因。

例如：你的朋友巴特骗你说，他需要一笔临时贷款运营生意，于是开口向你借钱。然而，他拿着你的钱去了赌场，幻想着大赚一笔，既能支付生意上的花销，又能把钱还你，但最后却输了个精光。现在他不能也不想把钱还你。下面将告诉你如何检测抑郁想法的合理性。

合理性检测

抑郁想法："我永远忘不了巴特对我的背叛，这将永远让我备受折磨。"

合理性问题	是	否	结论依据
1. 想法合理吗？		√	只能说部分合理。对于大多数理智的人来说，背叛确实会造成负面影响。由于欺骗而遭受经济损失确实会对感情造成极大创伤。然而，说自己将永远备受折磨那就属于贸然下定论了。
2. 想法符合生活经历吗？		√	背叛不可避免。
3. 想法与已知事实或可能发生的事相一致吗？		√	把钱借给赌徒是一件危险的事。但如果贸然预言说，自己永远都无法摆脱背叛造成的后果，那也同样危险。这就好像从一件完全不可能的事，直接变成一件完全确定的事。

续表

合理性问题	是	否	结论依据
4. 相信这种想法能带来好处吗?		√	相信自己永远无法摆脱痛苦没有一点好处。
5. 知识渊博、富有理性的人会赞同这种想法吗?		√	大多数人都会认为,巴特的欺骗行为确实造成了严重后果。背叛和经济损失的双重打击对谁来说都不好受。对巴特失去信任是合理的,但并不一定需要以偏概全,错误地认为自己永远无法摆脱痛苦。

总而言之,永远无法摆脱痛苦的想法与经验并不一致。抑郁可以消除,经济损失有时也可能弥补回来。

合理性测试能帮助你从正确的角度看待自己的思想,并且消除自我欺骗。试试看效果如何。

你的合理性测试

首先陈述自己的抑郁想法,然后对以下五个问题做出"是"或"否"的回答,并给出结论的依据。

抑郁想法:

合理性问题	是	否	结论依据
1. 想法合理吗?			
2. 想法符合生活经历吗?			
3. 想法与已知事实或可能发生的事相一致吗?			
4. 相信这种想法能带来好处吗?			
5. 知识渊博、富有理性的人会赞同这种想法吗?			

预设答案问题

抑郁患者经常问自己的一些问题其实已经预设了答案。它们通常是有着明确答案的问句。例如，"为什么我什么都做不好？"就是一种伪装说法。不要埋怨自己，去埋怨这种想法。

你可能会问自己："为什么发生在我身上？"假设默认答案是你理应遭受，那么你就识别出了一个预设答案问题。

将以上问题转化为陈述，你就在识别惩罚性抑郁想法方面前进了一步。一旦发现有上述思想倾向，你就可以立即纠正。如果你认为自己理应受到惩罚，那么以何种方式及何种原因才能接受自己？

预设答案问题不应成为封闭性问题，而应转化为开放性问题。例如："我如何才能将抑郁思维连根拔起，从而提升摆脱抑郁的概率？"开放性问题有利于自我探寻与发现。

识别抑郁思想，将抑郁思想归类，最后再质疑抑郁思想的正确性，这就属于抑郁的活动疗法，能够带来巨大的额外益处。你或许会发现，自己对以偏概全、固有偏见和其他形式的思维扭曲越来越敏感。你甚至会意识到，那些著名新闻评论员和专家也经常规避问题、扭曲事实，他们其实也是通过以偏概全和其他形式的认知扭曲达成目的。然而最重要的变化是，你可能会发现，对消极思维看待和归类的方式其实有很多，可自行选择。但问题的关键在于你将如何处理分好类的思想。下一章我们将探讨该问题。

> 在抑郁思维影响下，你将通过扭曲的镜头看待一切。只有对好焦，扭曲才会消失。

终结抑郁计划

关键理念（本章中你认为最有帮助的三个理念）：

1. _____

2. _____

3. _____

行动步骤（你认为有助于克服抑郁的三个步骤）：

1. _____

2. _____

3. _____

执行过程（如何执行上述步骤）：

1. _____

2. _____

3. _____

实施结果（有什么可利用的收获）：

1. _____

2. _____

3. _____

第 7 章

抗击抑郁思维

鲍勃·纽哈特（Bob Newhart）曾在一部经典情景喜剧中扮演心理学家。剧中不管什么问题，他统统用三个字应对："别这样。"

我希望解决复杂的心理健康问题也能像他说的那样轻松。但做出重大个人改变不是几句简单的口号就能达成的。战胜抑郁的过程通常包括学习、理解以及跟随解决问题的指导步骤，揭露抑郁思维缺陷，消解抑郁想法。

你无法自动消除抑郁思想倾向，不是说解决就能解决的。但这并不妨碍你采取治疗行动，你可以选择改变抑郁思维方式。本章将教会你做出积极改变的三种方式：发挥自由意志与选择权利；运用苏格拉底推理方法；培养批判性思维。

选择做出改变

如果你的未来被抑郁的悲观情绪环绕，那么你很可能把悲观当作现实。但如果你选择豁达，相信自己能从苦恼中解脱，那效果又会如何？这样的选择能够促成重大改变。

法国哲学家查尔斯·勒努维耶认为，人们通常对坏习惯的影响视而不见，但也不是故意沾染上坏习惯。要想摆脱坏习惯，那就必须自由选择一条不同的道路。

19世纪美国心理学奠基人威廉·詹姆斯也曾反复遭受抑郁折磨，但他利用勒努维耶的自由意志哲学获得了解脱。詹姆斯选择去相信，只要改变思维，就可以将生活扭转回来，于是他尽己所能，努力改变。

摆脱抑郁思维是一种选择吗？虽说自由意志可能是种思维技巧，但人们确实通过多元视角改变了抑郁思维。例如，绝望是一种思维。你可以主动思考与绝望思维相反的观点，以此来表现自由意志。这可以拓宽视角，帮助你减少思维上的消极因素。

"为什么意志会对舌头和手指造成影响，但对心脏和肝脏毫无作用？" 18世纪哲学家大卫·休谟如是问。休谟明确指出，一个人对自己各方面的掌控当然具有局限性。但只要遵循以下方法，你就能从抑郁思维中获得解脱。

　　○ 监控与情绪相关的思维。

　　○ 提取抑郁想法。

　　○ 严格遵循抑郁想法识别标准，将理性想法与抑郁夸大想法分离开。

　　○ 将抑郁想法归类。

　　○ 分辨哪些类别出于个人选择。（为抑郁自责的想法就出于个人选择。）

　　○ 寻找例外，驳倒抑郁想法。（例如，无助是种宽泛的想法，只在特定情况下才可能正确，并不适用于所有情况。）

自由与克制

感到瘙痒不属于个人选择，不由自主地抓挠是种天然冲动。只有主动克制的时候才会形成选择，例如感觉到痒但不去挠，以防止造成或加重感染。

选择与改变对于大多数心理疗法来说都至关重要，抑郁疗法自然也不例外。大体来讲，选择与改变的过程涉及培养现实意识、付诸行动解决问题、限制消极活动以及加强积极思维与行动。减少消极因素，增加积极因素，朝着变好的方向不断努力，这样就能逐渐做出改变。

你可以从不同但相关的各种角度做出改变。有些时候，你可以先改变环境，从而改变事件发生的背景。你也可以改变应用于事件的概念（价值或信念）。你还可以改变自身想法的内容。这一系列选择要求克制旧习惯、采取新行动。

如果你选择纠正消极思维，那很可能大有裨益。你可以平息当前的抑郁想法，形成自信的沉着心态（主动接受自我、他人和生活），筑起一道抵御抑郁再次入侵的坚实屏障。即便你患上了生物学性的双相抑郁、陷入了抑郁循环，只要消除抑郁思维带来的额外负担，你也能获得前所未有的释怀。

做不到、不想做、会去做

抑郁会使你丧失行动欲望。但其实也并非完全不能行动，削一支铅笔还是没有问题的。你只是认为自己无法行动。即便你告诉自己不可能实现，也还是需要强迫自己做一些日常小事，这样才能很快摆脱抑郁。

你可以同时持有以下两种矛盾的想法："我太过抑郁，无力行动，所以我做不到。"或者"我虽然心情抑郁，但仍然能够眨眼睛、削铅笔"。第二种才是事实。接受这个事实，你便对自身行动夺回了一定掌控权。

> 虽然无法回到过去，但你可以将错乱的时钟调正。

如果你告诉自己"我做不到"，那么削铅笔也会变成一件难事。不去说"我做不到"，而是说"我不想做"，再进一步转化成"我会去做"。事实上，"我做不到"意味着某件事不可能实现。如果让你连根拔起一棵巨型红杉树，再一只手把它丢进太空，那你确实做不到。但你要说"做不到"削铅笔，那就真的只是"不想做"。

如果你告诉自己，"我不想削铅笔，所以我不会去做"，那至少说出了真实感受。但如果你的目标是利用活动疗法治疗抑郁，那么削铅笔就属于治疗活动，这时候必须强迫自己。

如果说"我会去做"，那就是完全不同的态度了。你可以用意愿支配自己削铅笔，因为你给了自己思想上的指示与激励。虽然抑郁能够削弱你的意志力，但这股内心深处的强大力量永远不会消耗殆尽。相反，意志力等待着你的召唤。告诉自己"我会去做"，激发深埋的意志力，按部就班地向着这个方向前进。

无力与拖延

"我做不到"折射出一种无力思维和屈服心态。抑郁状态下，告诉自己无力削铅笔只是一种想法，而非事实。归根结底，这其实是另一种形式的拖延思维。你知道解决问题的方法，但错误地认为无力迈出执行方法的第一步。在这种思维的诱导下，你将一而再再而三地拖延逃避。

不用"我做不到"描述感受，换成"我不可能"又会产生什么效果？例如："我不可能削铅笔，我不可能摆脱焦虑和抑郁，我不可能戒得了酒。"真是如此吗？事实是这样的吗？这些事难道就像把一棵巨型红杉树丢进太空那样无法做到吗？如果不是，那就有可能做得到。不过，真正做起来也并非轻而易举。

苏格拉底式提问法

古希腊哲学家、教师苏格拉底十分擅长用尖锐的问题直达"真相"。一天，苏格拉底把学生叫到身边，让他们审视自己的逻辑前提与观点，增进对自己与环境的理解。

苏格拉底只用了三步，就将真相与谬误分开。你也可以借助该方法，消除不必要的抑郁想法。具体步骤如下：

1. 定义某个具体抑郁想法。

2. 举例论证上述定义。

3. 举出反例。

如果你说自己无法摆脱抑郁，苏格拉底可能会问你："你能告诉我，'无法'是什么意思吗？"你可能会回答："我做不出改变。"接下来，苏格拉底可能让你举例说明为什么无法做出改变。你可能会回答："不管做什么，我始终无法摆脱抑郁。"听罢，苏格拉底可能让你举出成功摆脱抑郁的例子。你可能回答："我快步走路的时候感受不到抑郁。"接着，苏格拉底会直击要害地说出真相："如果你无法做出改变，那为什么散步的时候会心情好转？"

下面是运用苏格拉底提问法克服另一种抑郁想法的案例："我什么都做不好。"

1. 定义想法："不管做什么，我总是出差错。"

2. 举例论证：办理退税的时候出了错；错过应聘时间，丢失一次工作机遇。

3. 举出反例：接受了高等教育，获得了高等学位；找到了优秀的另一半；邻居受伤，但在我的指引下化解了危机。

如果你告诉自己"我什么都做不好"，那么仔细审视一下想法出现的背景，或许对你大有裨益。"做不好"指的是特定情况下没有达到你的预期吗？如果确实如此，毫无疑问你陷入了以偏概全的陷阱。克服这种思维扭曲，你或许能够更加深刻地了解核心问题：你无法容忍自己的小过失，对自己太过苛刻。

如果你认定自己无法做出改变，那就陷入了一种思维怪圈："我无法做出改变，所以我什么事都做不好。我什么事都做不好，所以我无法做出改变。"认清这种思维循环，就有机会克服它。如果你将"无法"定义为没有能力把任何事做好，那么"任何事"具体指什么？什么又叫"做好"？对这些概念做出明确定义，这样你就能够知道如何摆脱恶性循环。对于过去的损失，你可能真的无法做出改变。即便这就是你对"无法"的定义，你也仍然有其他选择。对于无法改变的事情，你可以感到痛惜，可以接受无法回到过去，但也可以把所学知识应用于前进过程中。

苏格拉底式思维练习

利用以下表格，借助苏格拉底法审视某种抑郁想法。首先识别抑郁想法，然后定义想法并举例论证，最后举出任何想到的反例。

抑郁想法	
定义想法	
举例论证	
举出反例	

运用以上苏格拉底法变体，打破抑郁情绪与相关想法之间的联系。上述练习可帮你厘清思绪，慢慢你会发现，需要处理的抑郁想法越来越少。该方法也可用于其他情形，帮你区分事实与谬误，为你带来额外益处。

运用批判性思维

批判性思维学者理查德·保罗（Richard Paul）（1990）发明了另外一种苏格拉底式提问法，同样可以帮你克服抑郁思维。你可以遵循该方法询问自己一系列问题，进而定义和审视抑郁想法的真实性。

该方法适用于几乎所有形式的抑郁思维。下面的表格以绝望思维为例，给出了样题、答案和结论。

批判性思维实验

抑郁想法样例："我的未来毫无希望。"

明晰问题	质疑假设	质疑事实与证据	质疑观点	质疑结果	质疑问题
问题1："'毫无希望'究竟意味着什么？"	问题2："我对未来有着什么样的假设？"	问题3："绝望思维真能反映现实吗？"	问题4："什么能反驳绝望思维的结果？"	问题5："悲观思维会产生什么后果？"	问题6："以上五个问题是否让你的思维焦点发生了变化？"
答案1："什么都不会变。"	答案2："我有水晶球，可以预言一切。"	答案3："没有任何有力证据能证明绝望思维的真实性。"	答案4："寻找绝望思维的反例。"	答案5："绝望思维会让本就抑郁的心情更加抑郁。"	答案6："这些问题帮我将抑郁思维重塑成了审慎判断。"
结论1："这不合理。"	结论2："这不合理。"	结论3："绝望思维反映的是主观印象，而并非事实。"	结论4："绝望思维能够战胜。"	结论5："悲观思维会让你形成自我应验的虚假预言，不一定能准确预测你的未来。"	结论6："能够将想法从狭隘的悲观主义转向现实视角。"

122

你的批判性思维实验

依照以上例子，运用该批判性思维系统方法测试你的抑郁想法。首先阐明抑郁想法，然后用一个明晰问题定义具体所指，接着质疑假设、事实与证据，寻找其他观点，质疑思维的结果，最后问自己这种询问式练习是否改变了你的思维方式。

抑郁想法：

明晰问题	质疑假设	质疑事实与证据	质疑观点	质疑结果	质疑问题
问题 1：	问题 2：	问题 3：	问题 4：	问题 5：	问题 6：
答案 1：	答案 2：	答案 3：	答案 4：	答案 5：	答案 6：
结论 1：	结论 2：	结论 3：	结论 4：	结论 5：	结论 6：

恰当的问题能够直接指向认识空白，甚至可能是智慧空白。借助该方法，你能够识别认识空白，并采取措施弥补。

终结抑郁计划

关键理念（本章中你认为最有帮助的三个理念）：

1. _____

2. _____

3. _____

行动步骤（你认为有助于克服抑郁的三个步骤）：

1. _____

2. _____

3. _____

执行过程（如何执行上述步骤）：

1. _____

2. _____

3. _____

实施结果（有什么可利用的收获）：

1. _____

2. _____

3. _____

第 8 章

阿尔伯特·艾利斯 ABCDE 法

抑郁状态下，通常会有多种苦痛思想在脑中翻腾。你可能纠结于自认为与抑郁有关的事件，然后在某事件中沉溺良久。你的思维可能会跳跃到悲观想法，然后再转向其他消极事件。

事实上，抑郁思维很少呈现出线性趋势。它们更像难以辨清的嘈杂声音。抑郁想法多种多样，如悲观、自贬、自责和迁怒等。但如果你监控、识别并按线性顺序将这些想法排列，你会发现它们变得更容易审视和纠正。阿尔伯特·艾利斯的ABCDE法就能达到该效果，而且十分容易学习和使用。

了解自己的 ABCDE

ABCDE五个字母分别代表激发事件（activating events）、信念（beliefs）、结果（consequences）、驳斥（disputation）和效果（effects）。以下是该方法体系的原理。

激发事件

邻居的猫从窗户钻进你家，把价格不菲的沙发撕咬得破烂不堪；你的车爆了胎；你焦急地排着队，然而前面的人和店员啰里啰唆个没完；你最好的朋友过来看你；你获得加薪，还收到一封表扬信。以上情形有什么共同之处？它们都属于激发事件。你评判这些事件的方式能够引发情绪和行为反应。例如，看见猫在挠沙发，你可能心里想："这猫真讨厌，哪个该死的养的猫，怎么也不关起来？真受不了！"如果你产生了这样的想法，那么一定会勃然大怒。但如果你根本不喜欢那个沙发，现在刚好有了换新沙发的理由，而且还可能是邻居掏腰包，那么可能产生截然不同的感受。

对事件的信念

人是有信念的生物。我们对某些事情深信不疑，上帝也好、自由也罢，甚至迷信说法也有拥趸。有些信念基于事实，如新英格兰各地天气状况都有所不同；但有些信念不具备任何事实依据，如相信天使在大头针上跳舞。

古巴比伦国王汉谟拉比就意识到了信念的力量，并利用这种力量统治国民。汉谟拉比颁布法典后，面临着执行困难的问题。他知道自己的手下不可能遍及全国各个角落，无法逮捕所有违反281条法律的人。因此，他告诉国民说，法典是由太阳神沙玛什所立，虽然他的手下不能一一找出所有违反神之法典的人，但神明知晓一切，犯罪者将难逃神罚。

如果你质疑信念的力量，请参见"二战"时期臭名昭著的日本神风特攻队。可能其中绝大多数飞行员都相信，只要开着飞机撞向美国军舰，他们死后的灵魂就能直升天堂。

只要拥有人类智慧，必定会产生信念。信念贯穿人类生活，让我们的行为和感受多了一分坚定不移，但有些信念弊大于利。

抑郁信念会滋生忧郁想法，进而导致抑郁发生。其中比较极端的是：你永远无法摆脱抑郁。如果你认定这种说法就是事实，这种感觉就十分真实。然而，虽然这种想法的确能引发忧郁情绪，但想法本身却是大错特错。

抑郁状态下，如果你以错误信念为引导，那么必将诱发一大基本挑战：区分错误信念与理性信念，对自己、自己做出改变的能力、如何塑造未来以及如何摆脱错误信念形成清晰认知。

审视自己的信念是ABCDE法的核心所在。如果你认定自己无法摆脱抑郁，那么很可能会否定除此以外的所有信念。但是，运用并加强推理思维可有效应对抑郁信念。寻找反例会在抑郁信念与现实情况之间造成割裂，从而意识到抑郁并非无法摆脱，你早已发现或正在走向逃离抑郁的安全通道。

艾利斯将信念分为理性与非理性两个类别。理性信念与功能性动机和行动有关，非理性信念与功能障碍性情绪和行为有关。

> 并非你认为自己抑郁就是真的抑郁。大多数人立即就能意识到这一点。抑郁的真正诱因是潜伏在消极思维模式下的心理结构，通常需要耗费一定时间才能改变。

理性信念

理性信念是指真理性观点，具有功能性且基于现实。健康的理性信念往往十分客观，指向建设性行动，能够支持个人发展与幸福追求，包括减轻和预防抑郁。

如何辨别某种信念是否理性？理性信念代表着理性、客观、灵活和建设性结论，或能够促进生存、幸福和积极结果的现实推论。以下问题可帮你判断某种信念是否积极理性。

○ 能否提升生产力与创造力？

○ 能否支持积极人际关系？

○ 能否促进问责的同时又可以避免不必要的埋怨与谴责？

○ 能否促进接受与容忍？

○ 能否促进坚持与自律？

○ 能否激励个人成长？

○ 是否具有积极的冒险精神？

○ 是否与良好情绪和积极心理有关？

○ 能否促进形成现实视角？

○ 能否提升生涯表现和机遇？

○ 能否激发经验开放性和试验性观点？

○ 能否沿道德路径指引行动？

你的信念如果符合上述积极标准中的几项，那就可能属于理性信念，能够产生积极效果。例如，相信履行职责的重要性就是一种理性信念，通常能够产生积极影响。

信念的理性与否也可通过结果进行检验。如果你相信自己能通过克服抑郁思维战胜抑郁，那么只要遵循该信念，就有可能摆脱抑郁。

非理性信念

我们的思维均存在缺陷（见第6章关于认知扭曲的讨论）。有些缺陷如同盲点，平时难以察觉。但只要接受人人都有盲点的事实，你就更有可能去思考自身思维。一旦看穿消极信念的本质，就立即采取行动改变。

非理性信念是指与现实不符的想法，但并非全部有害。例如，你或许单凭蚂蚱和蟋蟀都用腿发声，就认为二者可以无障碍交流，这就属于非理性信念，因为我们都知道，蚂蚱和蟋蟀根本无法跨越物种进行交流。然而，这样的非理性信念并不会对你的情绪、行为或生活造成任何实质性影响。虽然缺乏理性，但是无害。

有害非理性信念常常武断主观，不具备任何科学性，而且可能导致消极结果。从定义来看，有害非理性信念并不积极。它们以扭曲的思想、错误的概念、偏颇的结论和简化的说法蒙蔽你的意识，限制和缩小你的视野，最终导致负面情绪和功能障碍性活动。

以下几个问题可帮你识别有害抑郁信念：

○ 是否与抑郁情绪有关并且放大了抑郁情绪？

○ 是否加重了悲观主义、宿命论或失败主义？

○ 是否引发了无助情绪？

○ 是否引发了自贬、自责情绪？

○ 是否干扰了正常人际关系？

○ 是否影响了管理基本日常活动的能力？

○ 是否对你追寻有意义的个人目标造成了干扰？

你的信念如果与上述七条标准中的任何一条相符，那么就有可能属于非理性信念。如果非理性抑郁信念主导了你的意识，理性想法就会像远方的低语一样苍白无力。但你也可以让理性想法发挥作用，占据主导地位。当理性想法活跃起来，抑郁信念就会渐渐退却。

结果

在ABCDE法框架内，结果是指源自信念的情绪与行为结果。厘清抑郁想法与情绪、行为之间的联系，有助于切断联系，改变结果。

理性信念通常会产生积极结果。自我效能就是一种理性信念，即相信自己有能力组织、规划和指导自身行动，进而得到积极结果。自我效能可产生的情绪与行为结果包括自信沉着与积极行动。提升积极活动水平有助于克服抑郁。所有事情都是平等的，与绝望的人相比，遵循自我效能信念的人能更快战胜抑郁。

有害非理性信念可造成情绪与行为双重结果。如果你认为自己无法做出任何改变，并为失去掌控力而自责，那么说明产生了非理性想法，很有可能产生消极情绪结果。如果你认为自己无法通过任何行动战胜抑郁，那么最终很可能在绝望无助的情绪中沉沦。

一种行为结果是逃避与重要的人往来；另一种是迟迟不愿采取自助措施，拖延终结抑郁计划。

驳斥

人生来就容易受到影响，容易形成错误信念，并且执着于错误信念不放。但这也是个改变的机会，摒弃自我沉溺的抑郁视角，转向客观自省视角。例如，你可以审视自己的思维与行为，运用客观方法逃离抑郁思维陷阱。

未经历过重度抑郁的人或许无法理解抑郁患者对抑郁信念的执着。难道他们不明白抑郁想法的假设只会给痛苦雪上加霜吗？但抑郁想法之间存在紧密联系，也与抑郁感受不可分割。抑郁状态下，需要花费一定时间才能识别和清除抑郁想法，形成抗击抑郁思维的理性想法网络。

即便清楚了抑郁信念与理性信念的区别，也并不能保证理性视角占据主导地位。但只要积极质疑消极思想，同时寻找相应积极思想，你就能以强大崭新的抗抑郁信念，在大脑中创造出截然不同的反应模式。例如，驳斥抑郁想法有助于养成现实性思维与行为方式。通过识别和驳斥抑郁思维，你就能证明自己并非绝望无助。希望就在眼前。形成抗抑郁信念体系后，你就拥有了可参照的对策框架。

驳斥是指运用科学认知与行为方式，同时借助常识对抗抑郁思维。驳斥抑郁思维可使你达成两大积极目标：一是削弱消极思维的影响，起到镇定作用；二是解放思想和时间，去追求你更珍视的经历。以下驳斥方法将教你如何加强理性联系，同时削弱有害抑郁信念。

陷阱原因与非理性

认为自己永远无法摆脱抑郁是抑郁绝望思维的一种表现形式。以下方法可用于驳斥或质疑绝望无助思维，并增强清晰思维技能。

首先需要明白：绝望是一种以偏概全的错误认知，在抑郁患者中十分常见。绝望也是一种主观臆测。没人能预测未来（认为自己能预测未来属于错误信念），因此也就没人能确切知道未来会发生什么。那么你怎么就知道未来希望渺茫呢？

如果你以克服抑郁思维为目标，理性阐述上述事实并提出质疑，那么摆脱抑郁思维的概率将大大提升。例如，你掌握了战胜抑郁的方法，又怎么可能不利用这些方法检验无法做出改变的想法正不正确？

采取行动

采取实际行动也有助于克服绝望思维。比如即便想要逃避，也仍强迫自己收拾房间。每天规定一段时间，原地慢跑五分钟，或做一些其他锻炼。你也可以选择献爱心，如匿名向孤儿院寄一些玩具。

你可能会发现，采取实际行动后，自我沉溺的情绪有所减轻。你不再纠结带来不悦的事情，对自己的消极看法逐渐减少。而且，你从杞人忧天变得勤奋肯干，自信心慢慢增强。这样的视角转变可促使你积极向前，避免抑郁心情愈演愈烈。

教会自己思考自身思维，将理性想法与抑郁想法分离开，行动起来去解决问题，这样你就能脱离自我沉溺的抑郁思维、感受和行为习惯。只要多加练习，你就能越来越熟练地运用对抗抑郁思维的技能。

效果

当你付诸行动对抗抑郁时，你将识别并挑战抑郁思维，同时解决问题。通过这种客观自省方法，你将逐渐摆脱抑郁。如果你的认知行为策略有效，那么你付出的努力自然会呈现出积极效果。在克服抑郁思维、感受和行为过程中，如果轻松感和掌控感越来越强，就说明你的付出收获了积极效果。积极效果越强烈，抑郁情绪消退就越快。

心理作业

艾利斯因其心理作业法而闻名。使用ABCDE法分析过后，艾利斯可能会问，下周你将如何练习所学知识。这就是你的心理作业。

以下练习均可作为为期一周的心理作业。你需要反复练习苏格拉底式推理技能，以提高思维敏捷性，帮助自己战胜抑郁。

质疑广告真实性。大多数广告都存在逻辑缺陷与疏忽，为练习逻辑思维能力提供了绝佳机会。减肥广告尤为有趣，看看那些减肥产品广告，你会听到许多吹捧产品功效的推荐语。广告经常放出使用前和使用后的照片对比。你可以利用这些广告锻炼自己的推理技能。首先，寻找广告中的疏忽（反例）。广告中有没有提到，有的人使用后体重依然增加了？有没有举出一开始使用了产品，但后来又选择放弃的例子？有没有提供肥胖复发率数据？

观看新闻。有些新闻频道支持极端政治立场，这也是锻炼推理技能的绝佳机会。看到某个群体在意识形态驱动下发表了倾向性观点，你就可以针对观点的定义、疏忽和反例提出适当的问题。

批判消极标签。人生来喜欢为他人贴标签，这是磨炼批判性思维技能的好机会。人们经常对别人评头论足，乱贴标签，如"杰克是个懦夫"。这类消极标签是练习批判性思维技能的绝佳对象。"懦夫"

意味着什么？有什么例子能证明杰克是懦夫？有没有反例？以上简单的三步法就可以帮你判断出，杰克可能并非彻头彻尾的懦夫，但也不是百分之百的勇士。

批判积极标签。积极标签为培养批判性思维技能提供了不一样的机会。假如一位朋友告诉你："简这个人很不错。"但就像杰克不可能是个彻头彻尾的懦夫一样，简也不可能没有任何缺点。可以问问自己下面几个问题：如何定义"不错"？有什么例子可以证明简为人不错？对于简还有什么其他评价？

心理作业是增进技能的过程，可以帮你将有意义想法与无意义想法分离开。你可以在本书中找到大量实例。向工作中看起来十分符合你意愿的事发起挑战，以此战胜抑郁。

ABCDE 法应用案例

艾米婚姻不幸，无奈只好选择离婚。之后三年里，她从轻度抑郁发展到了中度抑郁。艾米是个勤勤恳恳、高度敏感的人。她严于律己的态度、闷闷不乐的情绪、自我怀疑的想法以及对失落和焦虑日益衰退的忍耐力，导致她的抑郁情况更加复杂。她觉得自己就像个"湿拖把"，任由他人摆布。她认为家里人和老板都不尊重她。她感到身陷绝境。

而且，姐姐莫利嘲讽她的长相，让她悲伤不已、心烦意乱。在艾米眼里，莫利是个"完美的人"，从不承认错误，但挑起别人的毛病可一点都不含糊。艾米觉得自己脆弱不堪，没办法与姐姐争辩。这段时期，艾米的抑郁和焦虑都有所加重。艾米的脑海中闪过一个又一个想法，一幅幅苦痛的画面拼接在一起。她发现，自己很难再集中注意力。

遇上这样的糟心事，艾米也像大多数人一样，感到焦虑抑郁，很难再重新组织自己的思想。她发现尤其难以区分抑郁焦虑思维和正常的抱怨。那天我们又多花了点时间组织整理问题，以便减轻姐姐的话对她造成的痛苦，重新建立信心，夺回对思维和生活的掌控权。

在分析解决问题的过程中，艾米运用ABCDE法纠正了自身问题，弄清了自己应该做什么。下面就是艾米应用ABCDE法的过程。

艾米的激发事件

首先，艾米仔细审视了苦痛思想由什么原因引起。有一天，莫利登门拜访，说道："你回我邮件回得不及时。"随后又说："你头发怎么了？你的生活太没有条理了，你得减减肥了。"

艾米起初只关注已经发生的事和自己的负面感受。这很正常。痛苦状态下，人很难会去思考自身思维。

艾米指出了她认为导致沮丧的原因，随后描述了自己的情绪和行为结果。她告诉了我当时的内心想法。（请注意，有可能你会先跳过信念分类，完成其他步骤后再回到信念分类上。只要你觉得自然流畅，这样的做法也可以接受。）

艾米的信念

我们将艾米的信念分为非理性与理性两个对立的类别。显然非理性想法占据了主导，因此我们首先分析非理性想法，之后再梳理理性想法。这个过程有一定难度。艾米虽然展现出了一些理性想法，但在高压悲观的抑郁思维干扰下，理性想法也变得模糊不清。（有时你会发现自己在推断理性想法，这是教自己养成理性视角的积极步骤。）下面的表格列出了艾米的非理性和理性想法。

非理性想法	理性想法
"我长得不够漂亮。"	"我不喜欢别人羞辱我。"
"我不够聪明。"	"莫利的坏话惹恼了我。"
"我什么都做不好。"	"我没必要理睬莫利的诋毁。"
"我感到不堪重负。"	"坚持自我好过退缩逃避。"

看到自己的非理性与理性想法以书面形式呈现出来，艾米的第一句话就是："现在我知道我是在自欺欺人了。莫利确实给我造成了痛苦，但我自己才是更大的问题。"艾米意识到了自己的抑郁想法，受到了极大鼓舞。内心的理性想法表明，自己还没有坠入泥潭无法自拔。她还有别的出路。对比过非理性与理性想法后，艾米感觉如释重负。

艾米的结果

听了莫利的话，艾米顿感食欲不振。她说自己产生了一系列负面情绪，伴有明显的行为。她经历了焦虑、愤怒和抑郁等众多情绪结果。行为结果包括食欲不振、呕吐不止、拖延逃避等。

后来，思考过自己当时的思维之后，艾米感到心态发生了巨大变化。她知道自己可以转换为理性视角，因此紧张和抑郁逐渐减轻。

艾米的驳斥

艾米和我都认为，识别非理性与理性想法使她受益匪浅。该过程可将事件、想法、情绪和行为联系在一起，让她在情绪混乱的时候可以厘清正在发生的事。

进行这项练习后，艾米的情绪得到了极大程度的缓解。她说她能清晰看到自己的思维如何走向了悲观。她相信，这种意识能让她在未来始终保持积极视角，有效应对姐姐的负面评价。

然而，除了识别非理性与理性想法，艾米还进行了自我质疑和驳斥。下面是艾米反驳非理性想法的方式。

问题	答案
"我如果没有姐姐希望的那样漂亮又会怎样？"	"我的容貌不能全遂我愿，但容貌不是我的全部。"
"哪条法律规定我必须和姐姐希望的那样瘦？"	"保持合理体重也是个理性目标。但减不减肥我自己说了算。"
"我的价值怎么可能取决于姐姐对我外貌和智力的评价？"	"除非是我自己选择，否则我的价值绝不可能取决于外表。"
"就算我没法成为姐姐希望我成为的人，但做自己又有什么错？"	"我总是可以无条件接受自己。"
"当我告诉自己不堪重负的时候，我想表达什么意思？"	"我只是接受了废话而已。我可以重新审视自己能掌控什么、能做什么来提升自我，以此重新思考我的处境。"

艾米的效果

重新组织了自己的思想后，艾米再次感受到了希望。她还知道了如何向姐姐建设性地表达自我。

莫利还是喋喋不休地挑剔艾米的体重和外貌，不过艾米现在能够正确看待姐姐的言语，在姐姐面前也更能坚定自我。

艾米带着惶恐的心情告诉莫利，她感谢莫利的关切。但是，艾米又说，她喜欢自己现在的发型，她的体重算是中等偏下，她对自己的衣着也很满意。莫利仍旧为自己辩解。艾米明白她不可能让莫利改变看法，但至少让她保留了对自己的看法。

艾米意识到，她可以站起来捍卫自己的权利，不再觉得自己是个任人摆布的"湿拖把"。

下面是艾米达到的效果：

○ "不再呕吐。"

○ "形成了乐观情绪，意识到自己能够识别和质疑消极思维。"

○ "告诉姐姐她的批评非但没有帮助，还容易造成隔阂，以此捍卫自己的权利。如果她还想继续和我好好相处，最好别再对我评头论足。"

○ "感受到了自己的价值。"

○ "减轻了绝望无助的抑郁思维。"

○ "重新掌控了自己的思维和情绪。"

ABCDE 法练习

如果你发现自己深陷抑郁泥沼，那就可以运用以下ABCDE自助疗法克服抑郁思维。将空白处填写完整。

A（激发事件）：＿＿＿＿＿＿＿＿＿＿＿＿＿＿

B（你对抑郁感受、事件或想法的信念）

非理性信念（抑郁自我障碍信念、错误观念、思想扭曲等）：＿＿

理性信念（具有功能性、实际性、合理性以及可预测性的信念）：

＿＿＿＿＿＿＿＿＿＿＿＿＿＿＿＿＿＿

C（结果）

非理性信念的情绪结果：＿＿＿＿＿＿＿＿＿＿＿＿＿＿

理性信念的情绪结果：＿＿＿＿＿＿＿＿＿＿＿＿＿＿＿

非理性信念的行为结果：＿＿＿＿＿＿＿＿＿＿＿＿＿＿

理性信念的行为结果：＿＿＿＿＿＿＿＿＿＿＿＿＿＿＿

D（驳斥抑郁信念）

需要提出和回答的首要问题：＿＿＿＿＿＿＿＿＿＿＿＿＿＿

需要采取的首要行动：＿＿＿＿＿＿＿＿＿＿＿＿＿＿＿＿

E（认知、情绪和行为效果）

首要问题效果：＿＿＿＿＿＿＿＿＿＿＿＿＿＿＿＿＿

首要行动效果：＿＿＿＿＿＿＿＿＿＿＿＿＿＿＿＿＿

如果你能准确识别造成一系列抑郁想法的激发事件，那么ABCDE法尤为有效。但是，如果多种抑郁想法并非由单一事件引起（或无法确定激发事件），那么推荐使用我称为"垫脚石"的方法。通过该方法，你可以按主题（如自贬、无助、绝望）将抑郁想法与信念分门别类。然后，根据每个主题给你造成的痛苦与不适，对所有主题的重要性进行评级。排序的过程就像在抑郁的溪流中放置一块块垫脚石。只有迈出第一步，你才能迈第二步、第三步。不过困难之处在于，第一步可能十分艰辛，你可以分成若干简单的小步骤完成。评价、挑战、战胜最艰难的抑郁主题后，后面那些更容易的主题有时便不堪一击了。

垫脚石法应用案例：贝蒂的故事

公司破产，贝蒂失业，患上抑郁，症状表现为中度抑郁。她每天早早醒来，无法再次入睡。她心情抑郁、注意力不集中、记忆力衰退，凡此种种让她苦不堪言。她把自己关在公寓里，不接任何人的电话。她觉得自己毫无价值、没有未来，深信没有任何办法走出困境。

后来，贝蒂选择咨询心理医生。她开始主动了解抑郁，定期进行体育锻炼，逐渐显示出恢复迹象。但她的抑郁思维仍然突出。因此，她决定采用垫脚石法克服抑郁思维。以下是贝蒂具体的应用过程。

1. 首先，贝蒂按照特定主题将抑郁想法与信念分类。她总共归纳出四大主题：自贬、绝望、无助和自责。

2. 每当某个主题在她脑海中出现，或某个想法占据了她的思想，她就根据痛苦与不适的程度，对主题的重要性进行评级。自贬情绪比无助和绝望都更加强烈，绝望又比无助更加痛苦。自责虽然也能造成痛苦，但感受最不强烈。

3. 贝蒂随后努力思考能支撑各个主题的信念。她根据每种信念造成的压力等级，按照从轻到重的顺序排列。例如，自贬主题按顺序包含如下想法："我是蠢货。我无法发挥自己的潜力。我什么事都做不好。"

4. 贝蒂为每个主题都制作了一份表格，并按严重程度从轻到重在表格中列出了支撑每个主题的抑郁信念。

5. 她理性地反思、驳斥每个抑郁想法，并记录相应结果。每每发现新的抑郁想法，她就将其添加到表格之中，并思考对策。现在，她拥有了一套独家应对方法。

6. 经过坚持不懈的练习，贝蒂逐渐养成了驳斥消极抑郁想法的技能，并建立了对抗抑郁思维的参考框架。

虽然你的抑郁想法可能属于不同主题或形式，但你仍然可以参照上述流程运用垫脚石法。下面进一步分解了贝蒂的流程，并展示了她为每个抑郁思维主题制作的表格。

自贬主题

让贝蒂最为困扰的就是自贬。她认为她的价值取决于自身表现和他人对自己行为的评价。例如，她觉得公司倒闭出于她个人原因。她认为如果自己能多做一些贡献，公司很可能不会走到这一步。除了陷入绝对化要求陷阱，贝蒂还对面试新工作充满忧虑。她害怕自己表现不够出色，担心没人愿意雇用她。

早在抑郁发作多年之前，自责和担忧的思维就已经出现。她回忆说，自己产生了孩子般的思维：只要做不到完美，那就是没做好。她的父母说她从小就对自己要求过高。他们确实希望女儿出类拔萃，但也能接受和容忍她犯错。如果贝蒂安于在快餐店烤汉堡，父母也不会反对。

在自贬主题表格中，贝蒂写下了三个印证自贬情绪的想法："我不够聪明。""我的表现不够出色，我无法接受。""我能力不足。"下面的表格展示了贝蒂反驳上述想法的方式以及达到的结果：

贝蒂的自贬主题

信念	质疑	结果
"我不够聪明。"	"如果我再聪明些，生活会有什么不同吗？"	"更高的智商能提高我解决问题的能力。但是，我也可以好好利用当前的能力，而不是抱怨我拥有的智慧还不够多。"
"我的表现不够出色，我无法接受。"	"不一定所有事都要尽善尽美，理性地对待理性的事情又有什么错？"	"即便做不到完美，我也能把事做得不错，这没什么不能接受的。"
"我能力不足。"	"我的整体价值怎么可能取决于某一次表现？"	"不能以某种方式完全定义我个人。我的大多数行为和思维都会依据我的情绪和情况发生改变。我真诚待人，努力履行职责，每天寻求进步。这样的观点能够打破我能力不足的错误想法。"

识别、评价和挑战过苛刻的完美主义思维后，贝蒂终于有了战胜非理性消极信念的依据，减轻了自儿时以来就一直忍受的焦虑、压抑和悲伤。

随后，贝蒂审视了自贬抑郁思维中的恶性循环。她之所以认为自己能力不足，是因为觉得自己不够聪明。但她认为只有变得足够聪明才能具有价值。所以不够聪明就意味着她永远无法具有价值。陷入这样的思维后，她坠入了无法逃脱的陷阱。

贝蒂用逻辑推翻了只有足够聪明才能具有价值的想法。她的大前提是自己不够聪明，小前提是聪明绝顶才能彰显价值，结论是自己并非绝顶聪明所以能力不足。现在她需要做的就是对前提和结论提出质疑，从而打破恶性思维循环。她发现这三点都存在逻辑瑕疵。

评价自己不够聪明这个想法时，贝蒂首先问自己："哪方面不够聪明？没有发明时光机？没有统治世界？没有过充实的生活？"

她不想发明时光机，这是个不可能完成的任务。她也不想统治世界，这份责任太过沉重。但她可以让生活变得更充实。显然，以她的智商很容易完成这件事。

接下来，她审视只有足够聪明才能具有价值的想法。对于这个问题，她已经处理了一部分。下述问题极大削弱了她的完美主义信念："我如果无法成为自己不可企及的人，那安于现状并提升真实的自我又有什么错？"她只有一个理性的答案。她拥有享受生活的权利。问题在于如何在不评判整体自我的前提下提升生活体验。

贝蒂创新地运用一套完美主义标准克服完美主义思维。如果思维出现了缺陷，那一定是思维没有价值！她按照无价值程度对自己的完美主义想法进行评级。很快她便发现，能力不足想法的基本前提存在错误，因此没有价值的结论也同样不正确。

借此，贝蒂发现，她之所以觉得自己有问题，是因为她并未充分发挥潜力。她借助以下方法，对这种痛苦的条件性价值想法提出质疑。

信念	驳斥性质疑	结果
"我没能完全发挥自己的潜力，所以我一文不值。"	"即便我没能完全发挥自己的潜力，这又怎么可能说明我完全丧失了价值呢？"	"完全发挥潜力是个模糊甚至虚假的幻想。"

142

贝蒂一开始并未将没能完全发挥潜力的思想与自贬情绪联系在一起。人们习惯于为自己增加思想负担，这并不稀奇。但人们通常也能发现症结所在，并有效解决问题。认清功能障碍性核心信念的消极影响后，贝蒂立即着手将其消除。

贝蒂仍会周期性产生条件性价值想法。（她曾将这些想法付诸实践，已成为一种习惯，因此有再次出现的可能。）但现在，贝蒂拥有了识别和克服它们的有效方法。

绝望主题

假如你时间紧迫，20分钟后必须赶到机场，然而这时偏偏又碰上交通高峰期，当然会感到绝望。但抑郁中的绝望是另外一回事。你有选择的权利，却错误地认为自己无法改变。在这种思维模式下，你不可能摆脱抑郁，不可能好起来，也不可能获得帮助，更不可能找到解决办法。

不过这种绝望想法并非事实。就像蛊惑水手致使他们沉船的海妖一样，你也会用听天由命的想法麻痹自己。

绝望是个谎言，因为人的思维生来就能够做出改变。我们可以产生不同的想法，做出预测，朝着未来积极的机遇前进。我们能够避免不必要的风险和显而易见的危险。我们能够解决问题。但有时我们却忘了，只要我们愿意去触碰，这些能力唾手可得。以下是贝蒂用来克服绝望情绪的适应性方法。

贝蒂的绝望主题

信念	驳斥性质疑	结果
"我没有做出改变的条件。"	"我能以什么方法做出改变，而它既值得去做，又在我的掌控范围之内？"	"我开始练习对抗抑郁感受和情绪。我取得了进步。我能够做出积极改变，因为我已经在做了。"
"我永远无法摆脱痛苦。"	"有什么能证明我的心情会永远低落？"	"没有任何证据能证明我会永远抑郁下去。了解抑郁过后我有了截然不同的想法。我大概率可以摆脱抑郁的折磨。评价和纠正可以消除不切实际的想法。体育锻炼能提升内啡肽水平，它们是大脑中能让人感到愉悦的化学物质。总而言之，我有许多方法可以做出改变，我有能力开始改变。"

与其他抑郁主题相比，绝望思想能造成更大痛苦。但它也和自贬主题一样，是种过于笼统的信念，并不能证实。

无助主题

无助对于大多数抑郁患者来说都是个严重的问题。但在贝蒂的案例里，无助只排第三。以下是她审视和应对无助想法的方式。

贝蒂的无助主题

信念	驳斥性质疑	结果
"我无法改变自己的不适感，也无法改变周围的事物。"	"这种观点与我的实际做法比起来如何？还有什么其他更理性的观点吗？"	"不可能做到完全掌控。可以用更加柔和、循序渐进的方式迎接挑战、解决问题。
"我任何事都做不好。"	"有什么证据能证明你任何事都做不好？什么叫'任何事'？什么叫'做不好'？"	"我可以写下每天做得还行的十件事，以此挑战任何事都做不好的想法。可以是刷牙、寄明信片或写一首小诗。如此可以反驳'任何事都做不好'的想法。如果事实能驳斥这种思想，那么这种思想毫无疑问是个谬误。""'任何事'属于以偏概全，并没有考虑具体情况。""'做不好'取决于不同标准。行为的效果分为不同等级。不可能我的所有行为一无是处。

应对自责

自责思维贯穿于贝蒂的自贬、绝望和无助思维之间。她责怪自己的思维方式。她告诉自己，处于今日之境地完全是自己的过错。她还觉得感到无助也是她自己的错。

贝蒂的自责主题

信念	驳斥性质疑	结果
"只要有坏事发生，那就是我自己的错。"	"哪个人能为所有问题负责？"	"为超出个人能力的事情自责没有任何意义。虽然有些事确实是我的责任，但解决问题总好过不断自责。"

逐一解决自贬、绝望和无助情绪后，贝蒂抑郁情绪出现的频率和强度都渐渐降低。处理自责信念时，她已经可以从容面对。她将自责视为关于自己的错误结论，很快便成功将其消除。

学会正确思考自身思维后，贝蒂的抑郁情绪得到了极大缓解。消除抑郁想法后，贝蒂终于摆脱了抑郁思维，抑郁的生理症状也逐渐减轻。她的内心获得了平静。

贝蒂的预防复发计划

初步制订好思维表格后，贝蒂做出了一些修改。随着对自己的了解程度不断加深，她又为原来四个抑郁主题增添了新的问题和挑战。例如，她对古代历史有着浓厚兴趣。无助主题表格制订好的几周后，她阅读了罗马演说家西塞罗的"人的六个错误"，并抄下了这句话："人往往会担心无法改变或无法纠正的事。"她认为可以把无助思想理解为无法改变或无法纠正的事。她还深入思考过，自己担心灾难发生的想法也是可以改变的。

即便抑郁限制了她的行为能力，贝蒂也依然强迫自己坚持计划。实际经验让她慢慢发现，无助并非事实。她意识到如果能够做出改变，生活并非没有希望。战胜艰难挑战后，她发现自贬只是一种错误观念，自责也不能带来任何好处。

贝蒂学会了越来越多克服消极思维的方法，因此也越发感到平静。以下是她为了促进平和心态而持有的一些观点：

○ 接受消极抑郁想法可能自动产生的事实，但并不需要为此自责。

○ 认清抑郁思维会时不时自动出现，尤其是经历过轻度抑郁、消极情绪波动和有过不悦经历之后。

○ 挣脱抑郁思维对你的束缚。思维习惯之所以是习惯，是因为它们与激发事件相关，如抑郁感受、低落心情和失落痛苦。正视所有情绪，按照理性与非理性标准将这些想法分离开，对错误情绪发起挑战。只要问到证据，这些错误情绪往往就不堪一击。

○ 避免任何形式的全盘自责。这种想法往往会对解决问题造成干扰。

为时刻提醒自己谨防完美主义和自责思维，贝蒂在冰箱上贴了一句公元1世纪传记作家、散文家普鲁塔克的名言："不犯错是人类无法企及的奢望，但智者能从错误中汲取智慧，防范错误再次发生。"

贝蒂及时战胜了抑郁。为防止复发，她仍继续回看制订的表格。摆脱抑郁27年后，她回忆说只复发过几天，而且属于轻度抑郁。她现在对自己的生活成就十分满意，满怀希望地期待着下个10年的到来。

终结抑郁计划

关键理念（本章中你认为最有帮助的三个理念）：

1. _____

2. _____

3. _____

行动步骤（你认为有助于克服抑郁的三个步骤）：

1. _____

2. _____

3. _____

执行过程（如何执行上述步骤）：

1. _____

2. _____

3. _____

实施结果（有什么可利用的收获）：

1. _____

2. _____

3. _____

第 9 章

克服自贬思维

很多人常会琢磨：我究竟是谁？我忙忙碌碌为了什么？关于"我是谁？"这个问题，根本不存在统一答案。

有时你会为自己的智慧大加赞叹，有时又会因为说了蠢话对自己大失所望。有时你会注意力高度集中，不过下次你就可能走神。你在陌生人面前光彩四射，但在兄弟姐妹面前闷闷不乐。如果没有其他特殊原因，那就说明你在不同情况下，由于对不同情况有不同看法，会展现出无数的特质、动机和行为。但你也因为选择了不同的思想、感受和行为，造就了自己的独特性，精心安排了属于自己的现实。

你的价值感毫无疑问会影响对自己和所经历现实的看法。而抑郁能改变你的看法，并且反映和影响对自己的认知。

本章将探究抑郁中的自我，并审视如何将价值感从抑郁中剥离出来。首先，思考什么是"自我"；其次，探究自我价值二分；最后，本章将告诉你如何克服自贬思维，避免自贬思维蒙蔽你的视野、加重你的抑郁。

地平线上的自我

从寓意上讲，自我在不断审视地平线。当你站在不同地点，映入眼帘的地平线也会有所不同。你可以从不同视角眺望地平线，也可以从不同视角审视"自我"。然而，不管地点怎么变，地平线永远在那里。与之类似，虽然情况和视角发生改变时，你对"自我"的看法也会发生改变，但"自我"始终如一。

> 我们无法将整个地平线尽收眼底，也无法理解全部的自我。但这能说明世界上只有眼前这条地平线吗？能否定自我的存在吗？

眺望远处的地平线，你可能以为天地在远处相接。这是种实在的感知，但也是幻觉。虽然你能看见地平线，但永远无法触及。"自我"也存在类似的矛盾——既有一个真实的自我，也有一个臆想的自我。你知道自己知道什么，了解自己有什么样的感受，这就是你自己。你明白自己拥有异于他人的独特品质，这些品质也以不同程度呈现在他人身上，但各种品质构成的组合因人而异，我们因此独一无二。

占主导地位的首要特质会影响你的观点和行为。如果你拥有高超的领导技能，就更擅长发起、组织和协调他人活动。如果你极具创造力，就能将新想法转化为创新性产出。善良往往会让人充满同情心。情况发生改变，你的自我感也会随之变化。例如，你可能平时性格内向，但在人群前讲话时，还是会表现得积极活跃、外向奔放。

眼前的地平线会发生变化，生活中的变化同样也在所难免。地平线有时明亮耀眼（感到乐观、成功的时候），但有时也会乌云密布（感到悲伤、忧郁、抑郁的时候），还可能碰上来势汹汹的风暴（感到焦虑的时候）。你的内在认知毫无疑问会影响对自己所见所为的看法。悲观看法会蒙蔽你的视野，而现实乐观看法能促使你采取行动，摆脱抑郁的苦痛。你能以不同方式编排自己的经历，同样也可以改变自己错误的认知和看法。

> 佛说：一切法从心想生。

一生中，我们的地平线不断发生变化。孩提时期在幼儿园玩耍的地平线，肯定与中年时期工作岗位上的大不相同。但不管是充当孩童还是成人的各种角色，你或许都展现出了认真勤恳的品质。

内在一致性会让你的生活可以预见、稳定牢靠。但抑郁状态下，这种一致性通常会陷入混乱，进而对你的自我感和身份感造成影响。反过来，抑郁也可能由消极的自我感和身份感引发。但只要多加努力，抑郁状态下你也能够消除对自我的扭曲想法。你也可以克服扭曲的自我概念，防止坠入抑郁深渊。你能找到看待自我地平线的积极性方式，越过这些扭曲想法，看见更美好的时光。

价值理论

从实际意义上讲，拥有特殊技能的人会具有一定优势。艺术、商业、运动和各行各业的顶尖人才都能获得经济优势，就算是能快速诊断和修复问题的汽车修理工亦是如此。出色的专业表现能带来巨大优势，而表现羸弱自然就处于劣势。但专业水平的好坏能作为评判人类价值的依据吗？

有时确实可以采用统一标准评判人类的表现和价值。17世纪英国哲学家托马斯·霍布斯认为，人类价值代表了对社会的贡献。个人贡献能让我们赢得他尊与自尊。

自尊与条件性价值

将自身价值等同于自身贡献或表现可能导致一定问题。有所成就时你可能敬仰自己，但一旦表现不那么尽如人意，你就可能陷入自贬情绪。

英语里的"尊重"（esteem）源于16世纪法语词汇"estimer"，指"估价"，意为估计或判断某个人或物的价值。因此，"自尊"自然是指对自我价值的评判。但刻意追求自尊可能导致自食恶果，好事最终可能变成坏事，例如之前能给你带来自尊的事物失了效，或达不到你希望的程度。假如你的职业是一名运动员，随着年龄慢慢变大，你会不可避免地逐渐丧失竞争力。如果你用专业运动能力定义自身价值，那么竞技状态下滑是否就意味着你失去了价值呢？

归根结底，条件性价值是指根据自我评价和自己心中的他人评价确定自身价值。因此，做了好事或得到表扬会让自己获得满足感。但如果受到批评或认为他人对自己评价不高，那又会发生什么？你的自尊会受到何种影响？

人一生难免会经历失望、挫折、失落和苦闷。但这些事发生的时候，是否就意味着地平线发生了改变？是否能说明你丧失了价值？如果你运气爆棚，在股市大赚特赚，或者从竞争对手手中分到一杯羹，这些能否提升你的价值？只有你认为如此，你的价值才会真正获得提升。

一个人如果习惯了条件性价值理论，表现优异时就会对自己感到满意，而未能达标时就会心情沮丧。抑郁状态下，你的效率可能会降低，你的表现可能会打折扣，你也不会像平时那样关心自己、关心他人或事物。但如果你接受抑郁只是一种暂时状态，而非对自己的整体衡量，那就更有可能避免掉入条件性价值陷阱。

失败与缺点

与乐观状态相比，抑郁状态下你更可能认为自己是彻头彻尾的失败者。如果你深陷这种失败思维陷阱，苦苦找不到出路，那就可以站在你的地平线上，换一个角度看待失败。

人都有缺点，有缺点并不意味着失败。你可以改变这种思维模式。例如，某个行为可能是个失败，但如果说自己彻头彻尾失败，那毫无疑问属于以偏概全，并不能代表真实的自己。

缺点也和成功、成就和能力一样，是百变人生的一部分。与其草率地说自己失败，不如采取措施纠正缺点。努力提升自我是摆在你面前的另一种选择。

有些事你确实可能没做好，但这并不意味着你就完全失败。现实视角能帮你克服此种思维。例如，爱迪生经历数千次失败后，才找到电灯所需的灯丝。有人问他，这么多次失败是怎么熬过来的？他回答道，那并不是一次次失败，而是探索什么样的灯丝不适用的过程。

有些失败不同于爱迪生的探索过程，并没那么容易接受。你可能被情敌抢走了一生至爱。这样的经历影响重大、印象深刻，不感到悲伤才是怪事。然而，人都是复杂的个体，即便损失重大也无法让任何人沦为失败者。

如何定义自我？

大多数人都会对自己产生许多想法。但我们思想中的自我究竟是什么样的？是理论还是现实？理论可将复杂的数据简化成简单的表达式。例如："整体性格特征和个人客观生活环境会影响一个人理解生活境遇的方式，而这些理解又会反过来直接影响个人的主观幸福程度。"

你可能认为自我就是你思想中的自己。你也可能走向另一个极端，认为自我的概念虚无缥缈，只是一种感受，并不存在真实的本质。

自我是个矛盾的概念，既包括现实，又包括幻想。自我是一系列熟悉特征的集合，让你的人格独一无二。自我是你的身份感。如果你看自己小时候的录像，会发现当时就展现出了今天的特质。例如内向或外向这样的特点，出生后不久就能显现出来。你会发现，与现在相比，个人选择不断对你的基本特质施加影响，你的自我也跟着不断演变。你从家庭和文化中汲取的价值观也会产生类似影响。如果你看重正直的品质，并恪守这些价值观，那么与只顾个人好恶、习惯见风使舵的人相比，你的生活会大有不同。

身份包含什么？

英语有数千个词汇能用来描述自我的复杂性。为了探究自我的组成成分，心理学家戈登·奥尔波特和亨利·奥德伯特从一本标准英语词典中，找出了18000个用于描述人类品质的词。这些词涉及情绪、天赋和特点三大类别。其中描述特点的词大约有4500个，如"热情的""强势的""乐观的""有创造力的""友好的""机智的""积极的""勇敢的""腼腆的""固执的"。

我们所说的"智慧"可能包括超过150种因素。直觉力、洞察力、想象力和创造力均属于"智慧"范畴，并且在不同人身上的凸显程度也各不相同。爱因斯坦的儿子也像爱因斯坦一样智力超群，但你听说过他的儿子吗？爱因斯坦特殊的创造力让他出类拔萃。

你可以用外在事物投射出自己的身份，如穿什么衣服、开什么车、从事什么工作或投资了多少钱。这些因素反映了"自我"，并与之融为一体。抑郁状态下，有些品质可能暂时消失，如幽默感。但摆脱抑郁后，你可以再重新找回它们。

心理因素和塑造心理因素的生活境遇共同决定了你的身份感，或者说你心中的自我。然而，抑郁会使你感受不到正常的自我，只会感受到陌生的自我。

拓宽自我定义

抑郁状态下，你可能陷入有价值—无价值二分思维陷阱：要么认为自己无比宝贵，要么认为自己一文不值。如果你觉得自己"一文不值"，那么毫无疑问陷入了上述陷阱。以下是狭隘自我定义可能导致的四种后果：

1. 透过扭曲的二分思维看待事物，你眼中的地平线也会发生扭曲，判断也会受到影响。

2. 你消极地定义自身价值，为本就抑郁的心情再添阴霾。

3. 认为自己不配去努力提升自我，并且可能按照这种自我应验的预言行事。

4. 一旦对自我形成悲观看法，你可能会刻意疏远重要的人，然后抱怨没人喜欢你。

但如果你的自我理论足够全面，接受了人各有异、人皆可变的事实，那么你就可以采取措施避免上述陷阱。解决办法十分简单：以多元视角审视自我，这可以拓宽你的视野。

下述解决办法就是基于多元视角。你拥有无数特质与经历，不同情况下能够呈现出不同特点的排列组合。你不可能只呈现出一种面貌。因此，从逻辑和道理上讲，你完全可以摒弃"我一文不值"的自我描述。再结合自我接受，即便在抑郁状态下，这样的观点也能起到良好效果，帮助提升自我。

如果你还不习惯用多元视角审视自我，但想深入探索这种方法，那么可以立即进入变化的调和阶段（见第4章）。首次进行多元化思考的时候，你可能会面临概念矛盾：二分思维与多元视角。为解决矛盾，你可能需要多种武器。不经历一番斗争，旧的思维习惯很难消除。抑郁思维习惯如果反映并加重了抑郁心情，那么即使本身属于错误，也会表现得真实可信。

个人特征实验可帮你探索自身特质，促成多元自我概念。你可以写下自己的主要个人特征，如价值观、才能、情绪、特质和角色，进而拓宽对自我的定义。上述主要特征的定义如下：

价值观。价值观即你认为什么是重要的，可能包括正直、责任、诚实、容忍和自由等高阶价值观，也可能包括遵守规则、互惠互利、文明礼貌和自信坚定等实用价值观。价值观也可能具有倾向性，如有的人可能认为一顿热腾腾的饭菜宝贵无比。不管是文化价值还是国家价值，都是对我们有所触动的东西。什么事物对你来说价值非凡？

才能。才能包括与生俱来的能力和后天习得的技能，几乎每天都在发挥着作用。你可能拥有艺术天赋、领导才能和组织能力。你可能擅长发现可以信赖的人、制订行动计划、发明、学习、教书、保护和改变。才能还包括阅读、写作、计算、烹饪、协商和修理能力。每项才能都关联着众多技能。例如，修家具是你的爱好，而修家具又包括获取材料、修理、打磨、染色、上漆等多个步骤。你可能对自己的才能不以为意，但事实上它们都非同一般。抑郁状态下，有些才能可能暂时消失。这很正常。抑郁的症状之一就是缺乏精力，但这并不能否定你的才能。

情绪。从最简单的意义上讲，情绪可以分为愉悦和不悦两种状态。但几乎所有人都知道，我们思考情绪的方式不尽相同。人类拥有多种主要情绪，如幸福、恐惧、惊讶、厌恶、敬畏、悲伤、愤怒、高兴和焦虑。基于这些主要情绪，我们还因为不同的认知产生了数百种变体，如担忧和疲倦。不同情绪还可能交织在一起，如同时感到厌恶和愤怒，或焦虑和抑郁。

特质。你可能外向、安静、勇敢、友善、机智、消极、积极、体贴、有同情心、敏感或顽强。与他人相比，这些特质在你身上可能尤为突出。抑郁状态下，这些特质可能会发生改变。但它们像春天的新芽一般，短暂蛰伏之后会再度复苏。

角色。角色即你一生中每天扮演的不同身份，如学生、教师、保护者和组织者。角色越来越多，如父母、拥护者、朋友和爱国者，你也会变得越来越复杂。

以下个人特征实验能帮你消除自贬思维。列出你对自己了解的特征，检验了解结果是促进了多元视角，还是加深了短浅视角。

个人特征实验

你的个人特征是什么？记录下你的价值观、才能、情绪、特质和角色。

价值观	才能	情绪	特质	角色

如果你认为自己一文不值，那不妨问问自己，怎么可能在表现出一文不值的同时，还在心情、价值观、才能、情绪和其他特质的影响下不断变换着视角和判断？

如果你选择相信多元自我理论，那么这是否会减轻你的抑郁程度、提高生活质量？虽然不能保证答案是肯定的，但你至少不会在单一的二分思维中沉沦。你可以获得情绪上的解脱。你可能还会发现，如此很容易就能将多元自我从暂时的抑郁状态中分离出来。如果你不仅是个抑郁的人，还是患有抑郁症的多面人，你就不太可能认同自己的紊乱思维。你不应觉得自己是个抑郁的人，而应认为自己只是碰巧这时患上了抑郁症。

如何消除自贬思维？

每当我询问别人持有怎样的价值理论时，他们经常会说，价值取决于自身表现和他人对自身行为的看法。然而，当我让他们试着比较多元自我理论和二分价值理论时，一些人似乎大受震惊。

比较多元性与价值

将多元自我理论和条件性价值理论进行比较，我们就可以解决思想上的矛盾：狭隘地定义自我价值的同时，又能看到自我的广阔性。

如果你的自我大于行为，那么行为又怎么可能反映全部的自我？例如，如果你拥有众多特点、角色、能力、智力维度和经历，那么即便你犯了大错，即便某个熟人看不起你，即便抑郁让你痛苦不堪，又怎么能够说明你毫无价值？

条件性价值理论和多元自我理论截然不同。从自我发展的视角来讲，有必要将二者区分开来。如果你能够做出选择（具备多元思维的人一定可以），那为什么不去评价你的表现，而是你自己？当然，你可以对自己的表现做出评价，但表现并非一成不变，如果基于表现来定义自己的整体价值，那未免显得太过随意荒谬。

以多元视角审视自我，还是接受"一文不值"的简单抑郁标签，选择就摆在你面前。多元自我观念可帮你消除狭隘消极的自我观念。

克服精神纠缠

不管是个人心理治疗师阿尔弗雷德·阿德勒，还是理性情绪心理治疗师阿尔伯特·艾利斯，二人都曾说过，必须克服消极思维习惯，因为其中隐藏着需要发现和摆脱的纠缠与陷阱。抑郁导致的自贬思维就是这样的纠缠之一。

> 一切法从心想生。但抑郁状态下心中的自己只能代表你的感受，不能代表你作为人的复杂性。

大多数人都遵循着相同的模式、信念和兴趣。某种想法一旦在思维中根深蒂固，那就可能一直持续下去。这就是难以改变自我的原因之一。例如，自贬作为一种思维习惯，深深蚀刻在你的记忆里。你可以添加新的对策记忆，有需要时随时调用，从而打破这种思维。为此，你可以练习多元思维模式，最终形成对策记忆，战胜自贬思维记忆。

如果你每天都能找到新方法实践你列举的技能，并且每天提醒自己当天发生的三件好事，那么用不了六个月时间，你的抑郁症状很有可能会减轻。

运用 ABCDE 法消除自贬思维

橡树下有个草堆，草堆上放着一枚小小的鸡蛋。一个农民看到了这枚鸡蛋，于是把它捡起来放进了鸡窝里。鸡趴在蛋上孵蛋。小鸡破壳而出。这时人们才意识到，原来它是一只鹰。小鹰和鸡群一起长大，也学着鸡啄食地上的玉米粒。在小鹰眼里，自己就是鸡群中的一员。它以鸡的身份度过了一天又一天。

这个故事说明，你认为自己是什么样的人，你就会变成什么样的人。该观点具有一定正确性。你对自己的看法通常会影响对自己的感受。但是，你的本质并不会消失。

抑郁通常会引发自贬想法："我一无是处，我一文不值。我是个彻头彻尾的失败者。"这样的想法如果占据上风，你的感受和行为势必受到影响。但自我标签和真实自我之间存在巨大差异。

下面的例子展示了如何运用ABCDE法消除自贬思维。

激发事件（经历）："我注意力不集中，因此导致一系列错误。"	
对于事件的理性信念："抑郁难免会导致注意力不集中。这不是什么好事，没有人能够避免。我想要变得更加专注。"	
理性信念的情绪和行为结果："为注意力不集中而感到愧疚。接受这种暂时的能力丧失。"	
非理性自贬信念："我粗心大意，犯了太多的错误。我是个彻头彻尾的失败者，一直都是。我一文不值。"	
非理性自贬信念的情绪和行为结果："羞耻、自贬、焦虑、抑郁、退缩。逃避挑战性活动。"	
驳斥非理性自贬信念：（1）"虽然注意力不集中是件坏事，但这又怎么能说明我是个彻头彻尾的失败者？"参考答案："抑郁时注意力不集中在所难免。除此之外说明不了任何问题。"（2）"注意力不集中只是暂时的，又怎么会导致永久的失败感？"参考答案："并不会。以偏概全的想法并不能证明自己就是那样的人。这样的逻辑谬误就好比说，我把垃圾丢进了纸篓里，所以我是个无比高尚的人。"（3）"注意力不集中就意味着我没有价值吗？"参考答案："这样的结论源于错误的大前提：抑郁状态下不应该注意力不集中。这缺乏合理性，因为注意力不集中也是抑郁的一部分。小前提是注意力不集中导致我犯了一系列错误，所以我是个彻头彻尾的失败者。该前提纯属以偏概全，完全可以反驳。因此，最后得出的'我一文不值'的结论也并不正确，它所基于的大小前提均缺乏合理性。与多元自我理论相比，条件性价值理论荒谬无比，不攻自破。"	
驳斥效果："虽然效率降低让我郁郁寡欢、闷闷不乐，但至少心情平静了下来。"	

　　如果你抑郁前或过程中产生了自贬思维，可以按照以下ABCDE法克服自我否定的思维习惯：

激发事件（经历）：	
对于事件的理性信念：	
理性信念的情绪和行为结果：	
非理性自贬信念：	
非理性自贬信念的情绪和行为结果：	
驳斥非理性自贬信念：	
驳斥效果：	

价值循环法

基于30余年临床经验，理性情绪行为疗法医师拉塞尔·格里杰发现，不管患者表现多么差、他们的某些症状多么严重、他们的感受多么糟糕，帮助他们无条件接受自己可能是最有助于克服抑郁的方法。格里杰建议"运用圆环视觉图像来理解自我。圆环由成千上万个点组成，圆环代表了你自己或者说自我，而无数的点代表你的所有作为、你拥有的所有特质以及你的全部所得（如家庭、事业和房子等）"。

看看这个圆环，你会发现，"自我是由数千甚至数百万个不同的点构成……因此基于某个或某几个点来评判整个自我完全不合逻辑，纯属以偏概全"。圆环上的空白说明，"你还拥有新增几百万个点的空间……你是一个进行的过程，时刻处于变化之中，而并非一张快照，永远定格在某个特定时间（如永远是好人或永远是坏人）"。格里杰还补充道："虽然评判各个点（表现、特质和所得）能创造进步的机会，终归是一件好事……但永远不要从评判点跳向评判整个圆环。"

他总结道："为克服抑郁，你必须反复识别这些自我批评的思想，深深提出质疑，并积极运用多元自我接受感取代它们。"

终结抑郁计划

关键理念（本章中你认为最有帮助的三个理念）：

1. _____

2. _____

3. _____

行动步骤（你认为有助于克服抑郁的三个步骤）：

1. _____

2. _____

3. _____

执行过程（如何执行上述步骤）：

1. _____

2. _____

3. _____

实施结果（有什么可利用的收获）：

1. _____

2. _____

3. _____

第 10 章

战胜无助思维

抑郁状态下，你是否感觉不堪重负、无能为力？如果你认定自己无法摆脱抑郁，往往会觉得自己无能为力、脆弱无助，但这并不是应有的生活方式。

抑郁中的无助思维，指的是认为自己没有能力处理生活难题或控制抑郁情绪。这种思想经常伴随抑郁发生。

但无助思维也能改变！你完全能够反思考量自身思维。你可以学着建立思维和行动的竞争体系，从而克服无助思维。你可以改变眺望地平线的视角。继续读下去，从现在就开始行动。

如何看待无助？

什么是无助？简单来讲，无助即没有能力做出行动、取得成功，或感觉力量消耗殆尽。抑郁状态下，你可能感觉十分无助，或认为自己没有能力付诸行动，但这其实是种错误想法。你拥有战胜抑郁的力量。你确实可能难以集中注意力，心情极其低落，感觉度日如年。你可能感到精疲力竭，没有任何行动的欲望。你身体的每一块骨头都抗拒行动。但是，即便在抑郁状态下，你的大多数能力也没有消失。可能强度不如从前，但仍可发挥作用。

抑郁的确会让你感觉缺乏精力。抑郁的心情挥之不去，身体能量消耗殆尽，还会产生强烈的疲倦感。

> 无助思维就像翅膀受伤的小鸟，只顾着担心伤势，却意识不到翅膀仍能飞行。

另外，如果你明白精疲力竭只是暂时性抑郁的部分表现，就会产生与无助思维截然不同的效果。相信抑郁想法和抑郁感受能够散去，可以有效避免陷入因为抑郁而感到忧郁的双重困境。然而，以无助为借口，推迟采取抑郁治疗行动，只是另一种形式的拖延罢了。哪怕只付诸些许行动，也总好过坐以待毙。

如果无助属实该怎么办？

生活中有许多事都超出了你的掌控范围，但并不会引发抑郁。你阻止不了地震。突发事件能影响你的想法和目标，例如你为跑马拉松艰苦锻炼数月，然而比赛当天早上腿却意外受伤。大多数人虽然只能被迫接受，但并不会为此自责或陷入无助思维。

如果你无法理解或掌控身边发生的事，不妨想想海伦·凯勒。她生来双耳失聪、双目失明，但仍找到了在黑暗静寂的世界中实现人生价值的方式，也知道如何与他人开展有意义的交往。你无法一蹴而就，但确实能够实现人生价值。

抑郁想法并非不可战胜。

提升解决问题的效果

《伊索寓言》中"乌鸦喝水"的故事讲道：有只乌鸦口渴难耐，想要喝水。它看到旁边有一个水瓶，但里面的水太少，根本够不到。接下来它是怎么做的呢？不断把喙伸进水瓶白费力气吗？并非如此。聪明的乌鸦衔起一颗颗小石子丢进瓶子里，让水面升高。

《乌鸦喝水》的故事说明，如果欲望和能力之间存在差距，问题就会浮现出来。因此，我们需要积极寻求并应用解决方案。这个故事同样也展现了解决问题的重要性。但能够通过解决问题战胜无助思维吗？当然！集中精力解决抑郁相关问题，你就可以帮助自己战胜抑郁。科学证明，积极参与认知行为问题解决过程可有效摆脱抑郁状态、提升生活质量。养成解决问题的态度可使你长期受益，尤其是在抑郁的初期阶段。摆脱无助困境就是需要解决的问题之一。

抑郁日益普遍背后存在诸多原因。20世纪60年代伊始，人们不再相信努力的意义，转而认为外力对生活的控制性影响更大。解决日常生活中的问题可以增强你的自我依赖感。从外控性心理（别人有问题）转向内控性心理，相信自己有能力拯救自己。这样你将更加确信，无助思维是个可以解决的问题。

如果你因为抑郁而感到羞耻，有必要了解一下抑郁的疾病模型。如果你内分泌失调，问题并不在于你。你可能不会感到过度自责。这通常是个积极结论（见第12章自责部分），不过同时还存在不利的一面。认为原因不在自己掌控范围内可能导致更严重的后果。其中包括拒绝针对抑郁的循证心理矫正。简单来讲，你可能认为自己无法掌控。

这并不是个二选一的问题，并非不采取治疗措施就一定永远无法摆脱抑郁。应避免错误的二分思维。你可以实事求是地接受现实，抑郁确实会影响你的生理状况，但这并不妨碍你采取治疗措施。你并不需要为自己的抑郁倾向自责，但如果想恢复正常，你必须积极采取合理的治疗措施。

质疑无助思维

无助信念通常会发展为绝望信念，反之亦然。二者形成一种抑郁想法的恶性循环。但是，无助想法可产生一定积极作用。这意味着你的思维是活跃的。只要思维活跃，许多事都有可能实现，包括运用你的思维克服无助想法。为解决无助思维和精神活动之间的矛盾，你需要识别无助思维信息，对信息提出质疑，并寻求克服无助思维的解决方案。以下表格展示了该过程的具体步骤。

无助思维信息	自我质疑	解决方案
"我无法做出改变。"	"无助是抑郁思维的一种吗？这种想法有什么事实证据作为支撑？真能预言无论什么时候我都完全没有能力采取任何措施摆脱抑郁吗？"	"无助思维是抑郁思维的一种。没人能准确预测未来，因此无助思维只是假设。总有一些措施能帮助你摆脱抑郁。"
"太多责任压在我身上，我感到不堪重负，没有力气去执行。"	"'不堪重负'是什么意思？'太多'又具体指哪些？'没有力气'又是什么意思？"	"无助思维中的这些关键词纯属过度夸大。别再因为这些关键词而自怨自艾，现在就来弄清它们究竟是什么意思，揭露其中的神秘之处。错误想法一旦被揭露，很快便丧失了可信度。"

质疑无助思维练习

列出你自己的无助思维信息，向它们提出质疑，看看最终结果如何。

无助思维信息	自我质疑	解决方案

证明了消极无助思维的错误性之后，你会发现自己并非无能为力。

拼图法

抑郁状态下，人们往往会舍弃原本高超的问题解决技能，变得优柔寡断，无法在多个选项中做出抉择。纽约行为疗法研究所创办人之一、国际著名认知行为治疗专家巴里·莱伯金发明了一种拼图练习，用以帮助抑郁患者战胜无助思维。莱伯金建议：

叫来一位朋友，准备好手表，让朋友在纸上画出一幅图案，然后将纸撕碎。接下来你负责把碎片拼起来，同时仔细留意自己的想法和口中说出的话。你可能听见自己说："我做不到，太难了，我不会拼图，赶紧停止计时，我无法顶着压力做事。"如果你发现自己嘴里说出这种话或脑中产生这些消极想法，把它们转换成以下积极对策想法并严格遵循："先制订好计划，可能需要把直边放在外围……我之前也玩过拼图，深呼吸，继续拼……不管计时了，先放松，按自己的节奏来。"关键在于练习养成"解决问题思维"，消除没有任何用处的无助想法，避免干扰你取得成功。

有助 — 无助矛盾

纽约心理学家黛安娜·里奇曼指出，人们一面购买抑郁自助书籍，一面喊着无助，简直自相矛盾。即便已经开始采取措施追求想要的结果，人们还是会认为自己孤独无助、无能为力。正因人们经常否定能证明自己有力自救的事实，里奇曼提出一种"有助—无助"练习来解决上述矛盾，打破抑郁循环。

从定义上讲，有助思维比无助思维更有利于抗击抑郁、达成目标。有助思维包含以下三个主要思想：

○ "我能朝着自己的目标组织和指导自身行为。"

○ "我能探索不确定领域和未知结果。"

○ "我能忍受艰苦工作带来的不适感。"

而无助思维包含以下三个主要思想：

○ "在外部生活条件影响下，我无法朝着目标采取行动。"

○ "我无法忍受不知道能否达到预期结果的感觉。"

○ "我无法忍受艰苦工作带来的不适感。"

通过里奇曼的练习方法，你将不再认为一生都无法实现自己的目标。

有助 — 无助练习

在左列写下你认为能够达到并且也确实达到了的目标。接下来，在右列写下由于逃避采取行动的不适感未能达到的目标（和/或可能导致的结果）。下面的例子可为你提供指导。

运用有助思维达成的目标	由于无助思维未能达成的目标
例："获得了梦寐以求的工作。"	例："因为担心被拒绝而逃避工作面试，最后导致没有工作。"
例："买新车的时候讲价。"	例："为了不让销售员认为我是穷人，支付了更高的价格。"

比较左右两列内容，回顾你一生做过的选择。有些短期或长期目

标肯定产生了健康的有助思维结果，再次审视你执行这些目标时的认知和体验。接下来，重新审视你以无助思维追求这些目标时，自己的认知和体验又是如何。通过比较你可能发现，当你秉持有助思维时，你的行动确实会达到预期效果。你可以选择塑造自身视角的方式。现在你就可以行动起来，战胜无助思维。

列出你的当前目标以及实现目标过程中你将秉持的有助想法：

当前目标	有助想法

抑郁的感觉并不妨碍你选择有助思维还是无助思维。也就是说，即便处于抑郁状态，你仍然可以思考有用想法、采取有用行动。运用这个方法，你或许很快就能发现，有助想法可促进你采取自助行动，逃脱抑郁深渊。

运用 ABCDE 法消除无助思维

无助思维可能占据大部分日常生活，甚至你会认为无助思维理所应当，并基于无助思维构建了部分自我。无助思维中隐藏着这样一条信息："各种抑郁治疗方法可能对别人有用，但我做不到。"因此，无助思维阻碍了你的积极性。

一旦认定自己无能为力、束手无策，你就可能心生焦虑，进而引发屈服绝望的心态。克服无助思维能带来诸多额外益处。身心平静下来后，你会获得一种快感。你的思维会变得更加灵活。透过现实乐观主义，你将看到更积极的一面。

以下表格展示了如何运用ABCDE法消除无助思维、促进有助思维。

激发事件（经历）："强大的惰性如同一堵高墙，阻断了战胜无助思维的道路。"
对于事件的理性信念："这种阴沉抗拒的感觉是对积极释怀的自然阻碍。不管惰性多么强烈，我都将开启我的 ABCDE 之旅，看看会产生什么结果。"
理性信念的情绪和行为结果："倦怠抗拒感可能会持续一段时间，甚至采取针对性措施后也无法立即消除。不过只要遵循理性信念，最终定能帮你赢回对无助思维的掌控权。"
非理性无助信念："我无法做出改变。抑郁感让我不堪重负。"
非理性无助信念的情绪和行为结果："无助想法放大了惰性，而这又反过来为无助思维提供了理由。"
驳斥非理性无助信念：（1）"有什么证据能证明我无法做出改变？"参考答案："这样的判断毫无根据。付出努力虽然不能保证获得预期结果，但至少也代表着改变。"（2）"抑郁在哪些方面让你感觉不堪重负？"参考答案："'不堪'和'重负'是这个问题的关键词。抑郁确实会给你造成压力。加上'不堪'这个词意味着抑郁给你造成了无法承受的压力。'重负'是对抑郁的合理描述，但'不堪'就显得过度夸大。"
驳斥效果："我知晓抑郁可能持续下去，但渐渐感觉夺回了对抑郁思维的掌控权，这说明我拥有组织规划自身行为以克服无助思维的能力。"

每当无助思维伴随抑郁心情出现时，可运用以下ABCDE法表格引导自己厘清、质疑和反驳与抑郁心情交织在一起的无助想法。

激发事件（经历）：
对于事件的理性信念：
理性信念的情绪和行为结果：
非理性无助信念：
非理性无助信念的情绪和行为结果：
驳斥非理性无助信念：
驳斥效果：

终结抑郁计划

关键理念（本章中你认为最有帮助的三个理念）：

1. _____

2. _____

3. _____

行动步骤（你认为有助于克服抑郁的三个步骤）：

1. _____

2. _____

3. _____

执行过程（如何执行上述步骤）：

1. _____

2. _____

3. _____

实施结果（有什么可利用的收获）：

1. _____

2. _____

3. _____

第 11 章

克服绝望思维

绝望思维是抑郁的强烈诱因。如果你认定自己没有好起来的希望，那就很可能以此为借口逃避拖延，做出自我应验的预言。自我应验预言至少可以追溯至古希腊时期。哈佛大学教授罗伯特·默顿认为，自我应验预言可能产生意料之外的结果。例如，如果你认为自己没有希望，那就有可能确信这样的预言是真的。为消除绝望思维，你可以做出有益的自我应验预言，表现出充满希望的姿态。

接受现实与绝望思维

　　有些事情确实没有改变的希望。比如，世界上并没有不老泉，所以衰老是不可避免的自然过程。但这类现实未必会让你感到悲伤。即便面对这种并无转圜之机的情况，你仍有改善境地的机会。例如，只要健康生活、减轻压力，你就能减缓衰老的速度。

　　人生不如意事十之八九。假如你身材矮小，却梦想成为职业篮球运动员。这个梦想即便注定无法实现，你仍可在能够掌控的领域内过好你的生活。

　　将绝望现实与绝望思维加以比较，你会发现二者之间存在巨大差异。绝望思维包含以下以偏概全的想法：

○ "我的未来一片黯淡。"

○ "什么事都不会有好结果。"

○ "不管做什么都是白费力气。"

○ "我永远都好不起来。"

○ "我就是这样。我总是感觉很痛苦。"

绝望思维为本就不幸的遭遇再添一层绝望，恰如雪上加霜。绝望是种思维陷阱。梯子就在你自己手中，只要你能发现，就可以登梯爬出陷阱。

虽然坏事难免会发生，但是否选择在绝望中向命运屈服，这完全取决于你自己。下面三个例子展示了绝望思维（括号内）是如何为不幸遭遇火上浇油的：

○ "我丢了工作（而且会永远失业下去）。"

○ "我谈砸了一笔买卖（我就这样了，还是放弃吧）。"

○ "我的宠物去世了（我也活不下去了）。"

有些遭遇确实悲惨不幸，甚至出乎意料、万劫不复。例如，一场龙卷风把你的房子夷为平地。决定影响大小的不仅仅是你遇到的事情，还有你自己的态度。如果你从抑郁视角看待自身经历，那结果自然更加悲惨。

错觉的力量

心理错觉是指你认为真实存在但实际并非如此的事情。错觉是对某个人、某件事或某种情形的现实扭曲。有些人喝酒后仍然认为自己开得了车，这就是对自身能力产生了错觉。有些人认为自己的直觉百发百中，但人类直觉远远算不上完美，不可能一直正确。

心理错觉的力量十分强大，即便你已经意识到该问题，错觉还是会对你的认知、情绪和行为造成影响。我许多病人一开始意识到了自己的绝望思维，但绝望思维还是会自动持续下去。这是因为绝望错觉与情绪融为一体，悄悄潜伏在你所有思维通道之中。即使识别出了绝望思维，你仍需应对思维背后的习惯。但只要能看着自己经受消极思维习惯，你就已经走上了改变的正轨。

如果你看穿了绝望错觉，就可能获得释怀。不过这样的释怀通常只是暂时性的。将释怀看作一种预先体验，这会对你有所帮助，让你窥见在未来摆脱抑郁、积极生活的可能。未来你可能需要打破绝望思维习惯，但现在你已经知道了症结所在，而你所面临的挑战就是将其克服。

质疑绝望错觉

发现绝望错觉是逃离绝望陷阱的第一步。但遮蔽下的事物你又怎能看得清，特别是除了自身想法外你无法获得任何反馈？答案十分简单：你可以根据结果辨别错觉。如果某种无故悲观想法加重了你的抑郁，那么毫无疑问你陷入了错觉。

以下是几个绝望错觉的例子："继续下去也没有任何意义。""我没有生活可言。""一切都结束了。"这样的绝望思维实质上又是什么呢？它们反映出一种消极视角：你认为自己无法取得成功，无法应对抑郁，无法做出改变，无法获得提高。它们只是一个个想法。如果没有这些想法，你会或者说你能做出改变吗？

绝望想法传递的是一种徒劳无功的思维。但徒劳无功是错觉吗？让我们更深入地思考这个问题。你告诉自己"继续下去也没有任意义"，这到底意味着什么呢？以三年为期，就没有任何事能改变你的想法或生活状况吗？

> **绝望阻隔了一切机遇。**

绝望思维的表现之一是宿命论预言，这些预言基于认知扭曲产生，例如妄下结论和以偏概全。你可以将宿命论预言视为假设，但不能相信。对于能产生永久性消极影响的事情，如亲朋离世，你确实可能无能为力。但对于绝望假设，你大有可为。

提出和回答应对问题是揭露绝望思维本质的一种方式。例如，陷入绝望思维的人大都会认为，自己的未来已成定局。你能证明未来已成定局了吗？如果确是如此，那无论你做什么都是命中注定。你将失去自由意志。你没有任何理由为任何事情自责。这种观点存在严重缺陷。思维无法控制概率和可能，意外总会发生。快速积极地改变视角能将你的思维从抑郁牢笼中解放出来。

机会与改变

轮子咔嗒咔嗒地沿着圆圈慢慢滚动，在松软的土地上轧出一道沟槽。一只小老鼠不幸掉进沟中，在滚动的轮子面前疯狂逃命。可怜的老鼠根本爬不出去，只能拼命向前奔跑。一场突如其来的暴雨淋坏了驱动轮子的电机，轮子停了下来，水灌满了沟槽，老鼠爬了出来。

逃命途中，老鼠根本没时间思考是否有生还的希望。但实际上确实存在"希望"。机会的降临不会提前打招呼。

尽管你意识不到，但实际上有许多理由能让你满怀希望。例如，理智可以让绝望思维短路。意外之喜可能降临，你的抑郁也可能同时消除。

凯特·亚当森的故事可以证明，机会和概率能产生积极结果。亚当森突然中风，陷入昏迷，只能靠医疗设备维持生命，而医生认为她已经成了植物人，最后决定移除设备。但就在那一刻，亚当森拯救了她自己。

亚当森知道自己身边正发生着什么。她能认得出每一个人，听得见他们在说什么。她虽然什么都知道，但就是动弹不得，无法做出任何回应，只能偶尔眨眨眼。好在她丈夫发现了这一细节。

亚当森的胃管已经拔下八天了。医院和保险公司拒绝继续治疗，丈夫不得不以起诉相逼，这才插了回去。今天，亚当森过着充实的生活。她最终能够重返正常生活，全归功于那一下眨眼。她把这段经历写进了自己的书中——《凯特的旅途：战胜挫折》。

自由意志机会

奥地利精神病学家、意义疗法创始人维克托·弗兰克尔是死亡集中营的幸存者之一。此番经历让他认识到，社会条件永远无法完全抑制人类精神，也不能夺走人们的自由意志。即便身处危险高压的环境，自由意志仍然能够发挥作用。

> 如果你认为自己身陷重围，几乎没有任何可能摆脱困境，那就去做最能给你带来希望的事情。

"二战"期间，弗兰克尔曾被关押在四个不同的纳粹集中营。但他并没有因为处境艰难郁郁寡欢，而是在所见所闻中寻找生活的意义。即便再细微的事他也细细体会，看蚂蚁搬面包屑都饶有兴趣。

他深信，即便人身自由受到限制，人仍然可以找到生活的意义。这让他在最为危险压抑的环境中，在情绪上赢得了生机。让他活下来的是理性，而非恐惧。

弗兰克尔发现，只要思想状态达到一定高度，人就可以生存下去。良好的心理状态能让人从非理性恐惧和悲观预期中获得自由。他认为人最好应该活在当下、迎接未来。他也认同生活可能十分艰难，积极改变需要付出刻苦努力。

扭转视角

20世纪早期心理健康运动领军人物克利福德·比尔斯曾患有重度双相抑郁，但却奇迹般地恢复了正常。他的自救之路始于决定不再让过去的罪恶、轻率和失败束缚自己。

比尔斯叙述了他的抑郁自救历程。他摒弃了骇人的悲观主义，决心消除人们对精神疾病患者的偏见，让自己的世界一百八十度大转弯。自那以后，比尔斯昂首阔步地走在抑郁自救的道路上。

养成灵活思维

悲观思维是关于未来的静态观点，认为没有任何好事会发生，痛苦将永远持续。要想将这种悲观思维转变为积极观点，首先需要承认情况会发生改变，继而主动调和，最后用当下行为塑造未来。遵循以下做法，你就可以帮助自己养成灵活思维：

　　　○ 探索新意，发现变化，即兴创作。
　　　○ 磨炼对组织性、控制性、确定性和可预测性匮乏的容忍意愿。
　　　○ 养成对模糊性和复杂性的忍耐力，以不同的方式去感知。
　　　○ 做出独立判断。

○ 知道什么时候该暂缓判断。

○ 适应信息变化。

○ 如果无法一步千里，那就跬步寸进。

改变悲观想法、形成灵活思维也需要克服绝望思维：

接受不确定性、紧张感和痛苦感

将

对抑郁思维的恐惧

转化为

对风险的接受以及规划和实现预期表现与掌握性目标的机会

这即为保持开放视角的过程。

"证明"法

如果你相信改变认知方法能帮你克服抑郁，那么无论是轻度抑郁还是重度抑郁，都更有可能取得好转。然而，如果你并不确定，那是怀疑尝试做出改变无法帮你摆脱抑郁吗？这样的话，以下三步"证明"法能帮你挑战绝望思维与假设，消除不可能做出改变的想法。第一步，将绝望想法一一列举出来，如"我的未来一片黯淡"。第二步，用例子论证这些想法。第三步，寻找其他观点与可能。

如果你认为未来一片黯淡，那就举例说明如何黯淡，然后寻找能反驳这种观点的事实或其他看待现状的合理方式。接下来，将绝望想法思维与其他观点进行比较。你能证明哪一个完全正确吗？

该练习能帮你拓宽视野，让你从抑郁臆想中获得解脱。

"证明"练习

列举你的绝望想法、支撑绝望想法的例子和其他想法。

绝望想法：
1.
2.
3.
支撑绝望想法的例子：
1.
2.
3.
其他想法：
1.
2.
3.

寻找绝望推测突破口

绝望思维代表了某种事实还是假说？人们的确会纠结于自己的绝望想法。但如果把绝望当作假说，那将会发生什么？

抑郁状态下，绝望思维最终都将化为简单的推测，如"生活艰难，永远不会变好"。如果对此深信不疑，绝望推测就会把希望拒之门外。绝望思维能对心情和行为造成巨大影响，必须受到严格对待。

面对固定的绝望假说和科学的发现方法，选择后者会给你带来更大好处。诚然，运用科学方法需要付出额外努力，包括询问探究性问题和坚持你能独立确认的实际答案。不过，科学方法能帮你习得认知技能，以此对抗绝望思维。

悲观在日常生活中也有作用？当然！悲观有时也是一种合理想法。例如，你来到一个二手车市场，如果相信售货员说的每一句话，真认为能以最优惠的价格买到一辆好车，那结果将会怎样？虽然二手车市场叫作"约翰诚信车市"，但盲目下单的结果可能并不尽如人意。

运用 ABCDE 法消除绝望思维

如果你坐等绝望思维自己消失，你的耐心或许也会获得回报。但你也可以主动发起攻势，没准儿还能缩短等待时间。

识别和质疑绝望思维并不意味着偶然事件不会对不依不饶的悲观情绪造成打击。你只是提升了克服消极有害思维的概率。ABCDE法倡导主动出击，逐步培养自信与乐观。下面的例子展示了如何运用该方法克服绝望思维：

激发事件（经历）："阴郁悲伤的心情久久不能消退。"
对于事件的理性信念："抑郁心情令人不悦、让人分心、使人压抑。我强烈希望能改变这种感觉。但心情不是说变就能变，只能等着它自动消失。"
理性信念的情绪和行为结果："接受造成痛苦的不悦经历。养成现实乐观主义，抑郁该消失的时候就会消失。"
非理性绝望信念："我无法忍受这种感觉，它永远都不会消失。事情永远不会发生改变，我永远不会变好。我在劫难逃。"
非理性绝望信念的情绪和行为结果："抑郁心情继续存在。造成抑郁心情的情况继续存在。悲观预言会让人陷入绝望境地。抑郁和无能为力的感觉进一步加深。"

驳斥非理性绝望信念：（1）"虽然抑郁的感觉挥之不去，让人阴沉压抑，但为什么我不能忍受我厌恶的事情呢？"参考答案："我能忍受，但我还是不喜欢当前的状态。"（2）"我告诉自己抑郁永远不会消失能带来什么好处？"参考答案："这种宿命论论断并不会带来任何有意义的好处。抑郁的持续时间超过了我的接受范围。我无法预测战胜抑郁的概率和其他机会。"（3）"什么'事情'永远不会发生改变？"参考答案："永远是个极长的时间跨度，其间可能发生很多事。随着新信息的出现和

时间的流逝，我的视角会不会也跟着发生改变？"（4）"有什么证据能证明我能像算命先生一样断言我永远无法变好？"参考答案："思维谬误也会干扰现实。错误的思想确实存在，但它们所能代表的只不过是虚构的现实。"（5）"什么叫'在劫难逃'？我是如何'在劫难逃'的？我能突破合理的怀疑来证实这种悲观推测吗？"参考答案："在劫难逃是种极端的抑郁思维。就像墨水能将水染色一样，在劫难逃的想法也会模糊现实。这种想法会摧毁清晰的思维。不过，悲观预言也有脆弱的一面，用基于现实的清晰理性分析就可以将其击破。"

驳斥效果："摒弃绝望思维。"

    如果绝望思维伴随抑郁发生，你可以借助下面的ABCDE法，厘清和克服绝望思维：

激发事件（经历）：
对于事件的理性信念：
理性信念的情绪和行为结果：
非理性绝望信念：
非理性绝望信念的情绪和行为结果：
驳斥非理性绝望信念：
驳斥效果：

终结抑郁计划

关键理念（本章中你认为最有帮助的三个理念）：

1. _____

2. _____

3. _____

行动步骤（你认为有助于克服抑郁的三个步骤）：

1. _____

2. _____

3. _____

执行过程（如何执行上述步骤）：

1. _____

2. _____

3. _____

实施结果（有什么可利用的收获）：

1. _____

2. _____

3. _____

第 12 章

停止责备

我们生活在一种责备文化之中。责备就像烟雾一样弥漫在空气中。虽然很少有人把责备当作精神健康问题看待，但它或许是我们最大的社会弊病。人一旦犯错，几乎必定会引发责备。责备是我们社会结构的重要组成部分，大多数人早已司空见惯、习以为常，既注意不到，也无意处理。然而责备情绪有时必须得到关注，尤其是给你造成负面影响时。

如果我们能借助责备实现问责，并且避免强制威胁、简单粗暴的责备形式，我们的生活一定会更加美好。但在实际社会中，这是个难以企及的理想。不过，你仍然可以抑制自责情绪、不因寻常的过错责备他人、不把自己的不幸归咎于外物，这样能够为生活带来平静。

责备的机理

责备与日常生活融为一体，需要付出一定努力才能克服。责备难以察觉，但如果想达到更加积极的心理健康状态、避免遭受抑郁侵扰，抑制过度责备可能是最重要的行动步骤。

人们常常认为责备理所应当。每当事情出了差错，一定会有人问："谁的问题？"每当一个国家的经济陷入衰退，一定会有人责怪政府当局。草坪变黄，你责怪太阳过于毒辣。别人不喜欢你衣服的颜色，你就受到了别人的责备。美国文化中政治正确思想横行，如果你用了"无家可归"这个词，而不是"住房困难"，别人就会责备你敏感性不足。抑郁状态下，你因为低落的心情责备自己。这种归咎思维会造成不必要的痛苦。

如果你陷入昏迷，或许能够逃避责备，但即便如此还是会有人责怪你为何昏迷。不管你在工作岗位上多么兢兢业业，难免的错误和疏忽还是会招致责备。如果你对自己过于苛刻，那就会无谓地遭受抑郁带来的巨大痛苦。

你无法避免责备。不过问题在于，什么样的责备具有价值？什么样的责备毫无意义？如果某种责备事出无因、过分严苛、极其强烈，那你又该如何应对？

责备与抑郁

几乎每个人都知道，责备常常无缘无故就会蔓延开来。但大多数人不知道的是，责备会对心理健康造成严重威胁，是导致抑郁的一大元凶。

责备自己

自我批评是抑郁患者中常见的内化责备形式。如果你对自己过于严苛，那么有很大概率会陷入思维陷阱，责怪自己能力不足、不够完美。自我批评随着阶段的发展会越来越严重。

因为想象中的缺陷而厌恶自己可能导致自责。你或许觉得自己不够漂亮、不够聪明、不够健硕。不妨设想一下，如果你的幸福源于某件不可能实现的事，如再多30分智商，你的生活将变成什么样子？如果这种源于自身不足的自责思想横行，幸福、成功和价值将变得遥不可及。不过，你可以思考以下观点："我就是我，我会尽己所能做到最好。"这显然是一种更加积极的思维方式，但能做到的人却寥寥无几。

抑郁有个常见矛盾：一边为自己的问题自责，一边说无法做出改变。如果你真的无法做出改变（当然这种说法存疑），那就没有任何理由责备自己对事情失去了掌控。但从社会角度来看，内化责备与责备别人相比反而是种更积极的生活方式，后者会让人形成冷酷无情的反社会人格，缺乏同情心，把别人都当成混蛋，没有任何深厚的人际关系，一辈子都在利用他人。

责备他人

责备的另一种形式源于"为什么是我？"这个问题。事情一旦出现差错，你瞬间化身为受害者，或认为自己时运不济，抑或是觉得自己理应受到惩罚。

"为什么是我？"这个问题没有统一答案。事情该是什么样，就是什么样。这样问更有意义："如何才能利用好我所拥有的？"

你可能把自己当成过往不堪的受害者。例如："我遭受了一系列损失：宠物鹦鹉飞走了，汽车出了故障，地下室被水淹了，工作时长缩短导致囊中羞涩。这些就是我抑郁的原因。"

当然，你也可能因为自己的抑郁责备他人。你之所以感到抑郁，是因为政府腐败、对手狡猾、父母给了你不幸的童年、自己受到了歧视、教育质量低下、配偶自恋、老板不公……责备他人会限制你的选择。要么别人做出改变，要么你一直抑郁下去。你或许能够影响别人，但永远无法改变别人。如果他人的反感行为导致你患上了抑郁，你对于这种情况的看法可能造成双重痛苦，导致抑郁久久无法消退。

> 很难想象一本名为《责备与自欺的乐趣》的自助手册能成为畅销书。

责备他人并不是克服抑郁的好方法。相反，你可以思考有没有表达同情的可能，试着从他人的角度看待问题，但不放弃为自己着想的权利。在责备表述前加上"我认为"三个字，这样你就不是在指责他人，而是在耐心讨论。

不管你的抑郁由什么原因造成，你的当下和未来都取决于现在付出的努力。你拥有一个可靠的盟友：你自己以及改变视角、寻找出路的能力。

三E因素

功能障碍性责备的三E因素包括过度（excesses）、延伸（extensions）和开脱（exonerations）。

过度

过度责备指的是指责、否定和挑剔等行为模式。"这件事应该怪谁？"是该行为模式的经典语录。如果过度责备时常发生，抑郁之中又会增添对责备的恐惧。盛怒之下，你可能为自己的问题责怪别人。不安之中，你也许会主动承担过错。这两种方式都不利于心理健康。

我们往往很容易责怪他人外物，如父母、教育、世态炎凉、恶意横行、婚姻不幸、不公、失言、陌生人或基因等。如果是在酒会上，推卸责任或许是分析抑郁的有效方法，但把责任转嫁给他人会造成更严重的问题：无助思维。而且，只要你认为错的是别人，那就永远不需要在自己身上找原因。

延伸

责备通常会衍生出其他情绪，如要求、偏狭和谴责，这些衍生情绪甚至比过度责备更加恶劣。因此，如果抑郁持续时间过长，你可能会对自己生气：

○ "我不应该患上抑郁。"
○ "我无法忍受自己的所作所为。"
○ "我做错了事，理应受到惩罚。"

如果衍生情绪影响了你的感知和判断，抑郁将迅速膨胀。

衍生情绪可能是随口的几句话，可能来源于外界，也可能呈现出多种谴责形式，例如："你怎么回事？""你能做好什么？""你为什么这么粗鄙？"一旦陷入这样的责备洪流，有些人便选择向抑郁低头，开始拖延逃避。

开脱

为了避免过度责备和衍生情绪，人们习惯于为真正或想象的过失行为找借口。开脱是指刻意掩饰真正或想象的过失行为，以维护良好的公众形象。开脱诡计呈现出多种形式，包括找借口、说善意的谎言、钻空子、转嫁责任、忽略相关信息、合理化以及找"没有人告诉我不能这样做"之类的辩护词。你可能以责怪他人外物的方式为自己开脱："山姆才是问题所在。""整个世界都是这样腐朽透顶。""不公现象普遍存在。"

只有少数人会主动寻求并正视真相。为什么做到这一点如此困难？如果责备并不会给人造成不悦，那直言不讳、坦诚相待、实话实说就会成为人与人之间的交往方式。但诚实的黄金法则只在极少数情况下才会得到遵循，大多时候都需要顾及更重要的事，如你的个人形象。

摒弃责备心理

责备和衍生情绪会进一步加重抑郁。为减轻责备带来的压力与抑郁，你首先需要识别抑郁中的责备因素。

逐步发展的观点

《今日心理学》特约编辑、临床心理学家南多·佩露西指出，抑郁患者一旦因为抑郁责备自己，治疗就会变得十分艰难。他提出了两步渐进式观点来消除作为抑郁的第二个方面的自责与自我消沉。

第一步，佩露西建议构建责备思维的同步解释机制。例如，如果你发现自己陷入了继发性抑郁思维，认为自己不应该患上抑郁，为抑郁的感觉自责，最后不断贬低自己，这时必须转换思维方式，告诉自己，"我抑郁所以我没有价值"的想法并不能改变抑郁现状，反而会雪上加霜。

第二步，佩露西建议将责备从抑郁中抽离，他称之为"最终解释"。他推论说，在我们的祖先中，99%的人都生活在小家族中，抑郁倾向在人类早期可能作为一种生存功能不断发展。例如，生活在北方的人群冬至以前通常都会经历数个月的抑郁。抑郁情绪能够促使人们向更温暖的地方迁徙。春天将要来临时，抑郁的冲动又会促使人们回到北方。这种情况下，抑郁并不是缺陷，反而成为一种生存功能。

随着文明和语言的不断发展，渴望认可等理念给上述生存机制造成了负面影响。这种现代化适应反而更像反向进化。

责备与大脑

在抑郁状态和非抑郁状态下，大脑明显呈现出不同的模式。正电子成像术和功能性磁共振成像等计算机神经影像方法可以观察到这种差异。抑郁状态下，你的部分大脑看起来更加呆滞。因此，抑郁大脑和非抑郁大脑看起来明显不同。

抑郁该是什么样，就是什么样，和流感一样难以避免。但许多人一旦患上抑郁，他们就会责备自己、责备他人、责备环境。拒绝自责，对自己好一点，这样你就能以更加积极的心态对抗抑郁。

> 即便生活的某些方面不尽如人意，其他方面也可能蒸蒸日上。

转变视角

抑郁既不是选择，也不是性格缺陷，而是一种与心理、生理、社会和环境相关的状态。因此，抑郁的过错并不在于患者本身。没有人醒来后会对自己说："我今天绝对会产生抑郁想法，让自己痛苦不堪。"只要你为摆脱抑郁付出行动，选择就会出现在你眼前。

你可以选择养成现实视角，以此应对过度责备。现实视角是指根据事情的意义对生活中的一切做出权衡。这种基于现实的视角可以抵御无故悲观的入侵。

如果引起责备的情况和消极思维占据了你的大脑，更广阔的视角可以让你获得解脱。广阔视角包括接受他人持有反对观点。例如忍受愤怒的同时也去纠正问题。

运用 ABCDE 法消除责备思维

过度责备、衍生想法和开脱责任是社会交往的重要组成部分，体现在易怒、抑郁等多种致残性情绪症状中。责备之前特意停一停，用这段时间镇定下来，拒绝掉入抑郁陷阱，以此克服过度责备。以下表格展示了如何抑制责备并运用ABCDE法消除责备思维。

激发事件（经历）："抑郁心情挥之不去。"
对于事件的理性信念："抑郁心情并不好受。"
理性信念的情绪和行为结果："低落心情虽然会一直持续，但并不会因为消极情绪而放大。所有事情都将继续，只不过会根据我的抑郁状态放缓节奏。"
非理性责备信念："是我把抑郁带给了自己，因此错都在我。"
责备信念的情绪和行为结果："抑郁更加严重，我开始选择逃避。"
驳斥责备信念："抑郁怎么可能全归咎于我自己？"参考答案："抑郁有多种诱发原因。抑郁之所以会发生，是因为人们都有患抑郁的倾向，并且特定情况引发了抑郁。除非我能说服自己应该独自为抑郁负责，否则我最好明白人皆易抑郁，并学会运用我的能力消除抑郁的影响。"
驳斥效果："从自责和抑郁中获得了解脱。"

如果责备思维与抑郁有关，你可以运用以下ABCDE法厘清并克服自己的责备思维。

激发事件（经历）：
对于事件的理性信念：
理性信念的情绪和行为结果：
非理性责备信念：
责备信念的情绪和行为结果：
驳斥责备信念：
驳斥效果：

终结抑郁计划

关键理念（本章中你认为最有帮助的三个理念）：

1. _____

2. _____

3. _____

行动步骤（你认为有助于克服抑郁的三个步骤）：

1. _____

2. _____

3. _____

执行过程（如何执行上述步骤）：

1. _____

2. _____

3. _____

实施结果（有什么可利用的收获）：

1. _____

2. _____

3. _____

第三部分

建立情绪恢复能力

识别并克服焦虑性抑郁。解决抑郁的心理和生理问题。

减轻抑郁的生理压力。运用正念减轻抑郁压力。

摒弃无力思维。勇敢打破焦虑与抑郁的联系。

不再压抑自我,主动谋求进步。运用五分钟法克服抑郁惰性。

从对抗焦虑的旧书中寻找新观点。防止恐慌升级为抑郁。

克服创伤思维造成的抑郁。切断愤怒与抑郁的联系。

用自信沉着代替愤怒思维。

终结自我意识、愧疚和羞耻造成的抑郁苦痛。

增强对挫折的忍受能力。

打破注意力不足多动症 — 抑郁 — 拖延的恶性循环。

摆脱抑郁 — 药物滥用循环。

第 13 章

克服抑郁感受

法国内科医生皮埃尔·让奈在哈佛医学院讲课时指出，躯体化（一种错误观点，认为情绪相关的痛苦是由身体原因造成）发生于自觉意识之外。他的课程多次提到抑郁症，并将其与身体不适紧密对应。他的观点在今天大多被证实。

抑郁状态下，你的生理状况也可能发生偏差，你会感觉不适，可能无精打采、疲惫不堪、头疼难耐。你的睡眠和食欲可能出现问题。如果你失去了与人交流的欲望，那就可能意欲隐居遁世。另外，如果你患上了焦虑性抑郁症，很有可能变得焦躁易怒。

本章着重帮助你克服抑郁感受，让心情愉悦起来。我们将探索心理与身体之间的联系，并指引你运用认知行为方法打破抑郁感受与思维之间的循环。

○ 玛丽贝丝的故事

玛丽贝丝扑通一声瘫坐在椅子上。阿司匹林和布洛芬也无法缓解她头脑中的阵阵剧痛。她心情忧郁已有几周，头疼反复发作。除了头部，她身上多处也疼痛难忍。做过各种医疗检查之后，她发现自己维生素D含量低于正常水平。因此她开始服用维生素D。她同时还有轻微甲状腺功能减退症状，也在服药治疗。医生为她开了抗抑郁药物治疗头痛，缓解低落情绪。她发现副作用比治疗效果还要强烈，甚至萌生了自杀想法。她说道："我感觉生活是一团乱麻。"

玛丽贝丝之前经历了一系列挫折。她的丈夫与隔壁邻居私奔，然而之前她还把对方当成闺密。几个月后，母亲不幸去世。起初她并不想去思考这些事，但渐渐觉得无法释怀。在我的建议下，玛丽贝丝去听了披头士的《顺其自然》。这首音乐初听会有悲伤之感，但终会引导你归于平静。

玛丽贝丝并非什么能人异士。遇到前夫之前，很长一段时间里她也经历过自我怀疑、焦虑不安、畏惧压力。她说道，如果不是自己想要战胜抑郁，可能也不会克服内心的恐惧。然而，正是导致抑郁的挫折赋予了她重新振作的力量。她重点解决了焦躁不安的问题，这些问题得到解决后，抑郁感受也随之消失。

○ 哈利的故事

一个人如果过度关注无法解释的负面感受，并将其过分放大，可以试着将注意力从抱怨转向面对，从而摆脱抑郁心情。例如，哈利感到暴躁易怒，责怪老板没有识人之明、妻子脾气不好、父母打击他的自信心。他看了一部关于经济的新闻纪录片，觉得美国政府充斥着腐败官僚，压榨公众。他心里想，自己交上去的税居然养活了一帮窃贼，越发感到绝望和愤怒。哈利患上了焦虑性抑郁症。

哈利越是想抓住救命稻草解释自己的感受，却越是坠入萎靡的深渊。治疗过程中，他取得了一定进步，意识到他是在对自己的感受妄下定论。起初，一旦感到心情抑郁，他便不停地责备、不停地抱怨，但后来渐渐接受了自己暴躁易怒的事实。他还是会抱怨，但程度比之前轻得多。他不再为自身问题责备妻子劳拉，妻子为此感到十分欣慰。

玛丽贝丝和哈利的故事说明，抑郁能够造成严重的负面感受，需要我们对其做出解释。如果你过分关注负面感受，并毫无根据地臆想造成感受的原因，那就可能将负面感受放大。区分抑郁的心理因素和生理因素，这样更有利于精准定位问题，进而制订可行的应对方案。

心理 — 身体联系

　　自古以来，人们就已经知道身体与心理之间存在联系。人类是受外物约束、易受他人影响的生物。你可以反复对自己讲消极的事情，让自己感到抑郁。你也可以想象出重重危机，让自己饱受折磨。你的思维也能反映你的抑郁心情，你也可能放大抑郁的常见并发症，如压力造成的疼痛、早醒和睡眠障碍。

　　如果你难以抵抗消极思维和抑郁感受造成的负面影响，你的身体就会出现状况。身体一旦出现状况，你就更有可能产生消极想法。消极想法泛滥，压力就会越来越大，你会越来越抑郁，身体状况会越来越差。但是，只要积极采取措施应对抑郁感受和抑郁思维，你的心情就会逐渐愉悦起来，生理状况也会慢慢缓解。

　　学会忍受而非喜欢抑郁的生理症状能够减轻抑郁造成的影响。

　　心理在阐释疼痛中扮演着重要角色。如果抑郁发作前持续疼痛，你就应该知道，慢性疼痛是抑郁的常见并发症。大约60%的抑郁患者同时也伴有身体疼痛。疼痛可能是可知的身体原因，需要及时治疗。你也可以针对疼痛的心理方面采取措施。有时过于关注疼痛反而会使事情变得更糟。虽然疼痛管理不在本书探讨范围之内，但你仍然可以运用本书涉及的认知行为方法科学对待疼痛问题。

抑郁症状

几个世纪以来，无数人都经历过久久不去的抑郁情绪，同时伴有乏力、食欲不振、睡眠障碍、精神萎靡、肠胃不适和疼痛难耐等并发症。其中有些身体症状伴随重度抑郁发生。如果抑郁心情给你造成了各种负面情绪，你可能还会有某些医学无法从生理角度解释的身体症状和疾病。

腰痛可能比心理痛苦更好发现。然而，若想通过医学手段治疗心理痛苦、压力导致的腰痛或关于抑郁的其他身体症状，等于是在为心理问题寻找生理原因，结果很可能陷入"旋转门"，很难取得进展。

感受上的变化会导致错误解释，这样的误诊可能进一步加重抑郁。如果抑郁患者认为他们只是身体出了问题，而不是患上了抑郁，那么针对具体症状的治疗并不会起作用。即便有效，也只是暂时的。因此，精确诊断是重要的开端。这可能需要将心理方面和医疗方面分开来看。腰痛和肠胃不适等无法解释的病症可能源于心理因素，可通过认知行为方法有效治疗。

误读信号

如果你正遭受抑郁感受折磨，那么很有可能误解和放大感受的重要性，甚至有时会对你造成伤害。

○ 朱恩的故事

朱恩一早起来就感觉心情低落。她思来想去，认为是姑妈几年前对她画作的刻薄评价造成了现在的痛苦。她认为是姑妈的话引起了消极感受。她告诉自己，姑妈的话剥夺了她成为美术家的权利，这就是她抑郁的原因。她找到了解释痛苦感受和抑郁心情的理由。然而，早在这件事发生之前，她就已经表现出反反复复的抑郁症状。

○ 乔的故事

乔的妻子烙饼烙了很久，他感觉十分生气。他认为是妻子的厨艺引起了他的怒火。如果不是妻子没做好饭，他根本不会生气。他顿时怒火中烧，朝妻子大吼大叫，狠狠训斥了她一番。

问题既不在于饼，也不在于妻子，而在于另外的事。乔要求妻子不能犯任何错误。乔认为，妻子的不完美对他造成了影响，理应受到惩罚。这种苛求思想自然而然产生，不受自觉意识控制，但与愤怒感受和情绪爆发有关。

最终，乔意识到痛楚源自自身。爆发的怒火更多是焦虑性抑郁症的反映，并非妻子的厨艺和不完美造成的结果。

仔细审视

朱恩和乔都陷入了感受-思维抑郁循环，对负面感受的敏感性导致他们对感受做出了消极解释，消极解释又进一步加重抑郁心情。跟随下表箭头所指方向，你将理解上述恶性循环的进行过程。

感受 — 思维抑郁循环

抑郁感受→ 1. 乏力 2. 心情低落 3. 无精打采	抑郁思维→ "我无法容忍这种感受。"	抑郁感受→ 1. 焦虑 2. 紧张
抑郁思维→ 1. "这些感受永远无法消失。" 2. "我无法控制自己的感受。"	抑郁感受→ 1. 无力 2. 无精打采	抑郁思维→ 1. "我无法做出改变。" 2. "我永远无法克服这些负面感受。"
抑郁感受→ 1. 紧张 2. 肠胃不适	抑郁思维→ 1. "我感到无能为力。" 2. "我感到绝望无助。"	抑郁感受→ 1. 头痛 2. 睡眠不连续 3. 心情低落

打破恶性循环

好在你可以打破这种恶性循环。首先，你需要将抑郁感受与抑郁思维分离开。例如，亚特兰大心理学家埃德·加西亚认为，抑郁状态下，你可能会问自己："为什么这种事发生在我身上？"这种类型的提问会导致"我好可怜"的态度，让本就消极的情况变得更加严重。为将心理诠释从抑郁感受中分离出来，加西亚建议问自己一个更简单的问题："为什么这种事会发生？"针对该问题，你可以给出更多样的回答。这样，按照加西亚的说法，你就从"软"思维转向了"硬"思维。

> 提升对抑郁感受的容忍度可避免抑郁严重化。

软思维就像照亮一整片区域的泛光灯，能给予你多种可供识别和选择的可能。借助软思维，你可以确定一个广泛的探索领域，避免妄下结论。

在多种可能中做出选择就属于硬思维，如同用聚光灯照亮某个狭窄的区域。从软思维转向硬思维，你可以更好地审视和评价对抑郁的解释。将抑郁思维与抑郁感受分离开，你就能更容易地抑制抑郁思维，进而获得解脱。

做出正确解释

我们生活的文化中，无论任何事都有相应的解决办法。我们用抗抑郁药物治疗悲伤，用镇静剂治疗一般的紧张感，用利他林治疗多动症儿童。如果你认为拖延是基因造成的，就可能会想找到某种治疗拖延的灵丹妙药。

身体疲惫时，你或许认为那只是身体原因。类似地，当你刚开始感觉心情低落时，可能伴有头痛、身体疼痛和其他显著的身体症状发生，你也会认为这些只是由于身体原因。你可以去寻找灵丹妙药，也可以扩大寻找范围（软思维），然后聚焦基于事实的信息（硬思维）。

人们习惯对身体感受做出过于严重的解释。假如你头疼难忍、心情抑郁，这种双重打击毫无疑问会对你造成巨大压力。抑郁状态下，你可能认为头痛剧烈意味着得了脑瘤，很容易便加重了痛苦的感觉。这种过于严重的解释为本就紧张的心情再添一层不必要的痛苦。要想确定病情是否如此危急，你需要的可不仅仅是猜测，必须找到证据。

错误解读不悦感受不会产生丝毫益处。以下三种想法可帮你抑制错误解读倾向：

○ 你可以改变自己的思维方式，不再盲目接受错误的解释，而是去找寻支撑合理解释的证据。只去想如何证明已经认定的想法是个常见陷阱，寻找替代观点可有效防止掉入该陷阱。

○ 你可以为身体不适感到抑郁，也可以把抑郁心情和不适感受定义为消极，但不能将消极程度夸大。

○ 你可以接受并坚信抑郁感受会给你带来不悦，这样能减轻抑郁感受造成的压力。

需要付出一定努力才能够摆脱负面感受和错误解释之间的恶性循环。保持基于事实的视角，你就可以把努力方向从增强紧张感转向减轻紧张感。

运用正念疗法处理忧郁

下面是纽约临床心理学家约翰·胡德斯曼对抗抑郁的诀窍：

消极想法层出不穷是抑郁最令人苦恼的表现之一。例如，"那场面试我的表现太差了"。不管具体想法如何，中心思想都是我们不够出色、表现退步。有意识地去关注我们的想法和经历，这是一种相对前沿的抑郁治疗方法。

马克·威廉姆斯和他的同事向我们证明，正念疗法能促使我们以崭新方式看待自身想法。例如，想象巧克力蛋糕多么好吃与真吃之间存在明显差异，很容易就可以将二者区分开来。显然，想象并不真实。我们生活中有诸多消极想法也是这个道理。也就是说，消极想法仅仅是想法而已。

如果你相信这些想法就像巧克力蛋糕一样真实，你的感受和行动就可能自动朝某个方向发展。然而，我们也可以不偏不倚地看待自身想法。想法不一定会自动导致消极感受与行动。但如何才能做到这一点？

试试冥想。许多人喜欢经常口诵"唵"。只要你不断重复咒语，一定会有其他想法侵入你的意识。有的想法可能只是中性，如："我下班后该去杂货店吗？"有的想法可能蕴含更多感情，如："我能考得更好的。"这些想法侵入你的意识后，你可以识别它们然后轻轻提醒自己继续重复口诵咒语。一开始你可能只能持续几分钟，但会慢慢适应，时间逐渐变长。随着你越来越适应这种冥想方法，你会渐渐意识到那些侵入你脑中的思想也并不一定能控制你。这可以帮你有效克服抑郁思维，特别是当你发现臆想既不像蛋糕那样真实，也无法反映复杂情况或自我的本质的时候。

正念疗法日益受到欢迎，部分是因为其将认知行为方法和佛教哲学结合了起来，既可用于消除抑郁，又可用于防止抑郁复发。

遵循约翰·胡德斯曼的疗法，你可以减轻夸大抑郁感受和对抑郁感受妄下定论造成的额外压力。你可以高唱《顺其自然》，看看将会如何。

运用 ABCDE 法克服不悦感受思维

虽然秉持接受心态可以减轻抑郁的强烈程度和缩短持续时间，但仍可能有一些身体症状不断出现，低落的心情挥之不去。不过，与妄下定论、小题大做造成的双重打击相比，这还算较为乐观。

以下表格展示了如何运用ABCDE法否定关于抑郁感受的无故消极想法。

激发事件（经历）："感到紧张。"
对于事件的理性信念："我不喜欢这样的感受。"
理性信念的情绪和行为结果："接受抑郁感受造成的不悦。"
对于抑郁感受的非理性信念："我无法控制这些感受。它们永远都不会消失。我感到绝望。"
非理性信念的情绪和行为结果："反应迟钝、无精打采、垂头丧气、焦躁不安。"
驳斥非理性信念：（1）"为什么必须要控制抑郁感受？"参考答案："并不是必须，但最好如此。接受抑郁感受可以避免将感受夸大，进而造成双重打击。"（2）"有什么证据能证明消极抑郁感永远不会消失？"参考答案："永远可是个不小的时间跨度，其间可能发生许多事情。没有绝对的证据能证明抑郁会永远持续下去，不会有丝毫减弱。"（3）"什么叫'我感到绝望'？"参考答案："是因为你无法清晰思考才感到绝望吗？有充分理由能够证明人可以习得清晰思维的能力。是因为抑郁已经发展到了无法控制的地步你才感到绝望吗？如果是这样，证据在哪里？总而言之，弄清让你感到绝望的原因。接下来，仔细思考'绝望'又是什么意思，寻找其他观点，接受改变是不可避免的。这样你就能找到绝望思维的漏洞。"
驳斥效果："沮丧心情有所恢复。对紧张情绪的容忍能力有所提高。对于不悦感受的消极想法有所减少。平静地接受了不悦感受。抑郁有所缓解。"

如果抑郁的同时还对抑郁感受产生了消极思维，可运用以下表格指导自己厘清和克服消极思维。

激发事件（经历）：
对于事件的理性信念：
理性信念的情绪和行为结果：
对于抑郁感受的非理性信念：
非理性信念的情绪和行为结果：
驳斥非理性信念：
驳斥效果：

终结抑郁计划

关键理念（本章中你认为最有帮助的三个理念）：

1. _____

2. _____

3. _____

行动步骤（你认为有助于克服抑郁的三个步骤）：

1. _____

2. _____

3. _____

执行过程（如何执行上述步骤）：

1. _____

2. _____

3. _____

实施结果（有什么可利用的收获）：

1. _____

2. _____

3. _____

第 14 章

应对焦虑

焦虑和抑郁同时发生时，你的痛苦指数就可能升高。二者同时出现的情况十分常见。焦虑和重度抑郁似乎拥有共同的弱点，二者相互吸引。如果你患有广泛性焦虑症，那么可能总是担心被外星人绑架或诊断出癌症之类的疾病。广泛性焦虑症患者有80%的概率在人生某个节点患上重度抑郁。如果你患有重度抑郁，那么有58%的概率会患上社交焦虑症。

焦虑和抑郁同时发作可导致更严重的工作和社交问题，且恢复速度更慢，复发概率更高。然而只有少部分人采取了合适的治疗措施缓解痛苦。这实属不幸。

是时候给予重视了。你可以运用认知、情绪和行为疗法，从这些相伴相生的问题中获得巨大解脱。本章将带你一步步了解如何采取治疗措施，应对各种伴随抑郁发生的焦虑病症。

不再忧虑

对于经常忧心忡忡的人来说，忧虑确实是件大事。忧虑和沉思是焦虑和抑郁的核心认知过程。抑郁性忧虑反映了信心匮乏的状态，也折射了无法掌控未来、个人经济和人际关系的情绪。这种形式的忧虑会加重抑郁。将忧虑扼杀在摇篮中，你就可以避免焦虑与抑郁同时发生。

抑郁会使人懒惰迟钝、无精打采。焦虑会造成极度紧张和过分压抑。如果二者同时发生，不满情绪便会出现。

将忧虑扼杀在摇篮中的诀窍

艾略特·D.科恩是逻辑疗法的奠基人，著有《忧心忡忡的人：如何在不感到愧疚的情况下摆脱难以抑制的忧虑》（*The Dutiful Worrier: How to Stop Compulsive Worry without Feeling Guilty*）一书。

为防止忧虑滋生焦虑和抑郁，科恩提出了如下克服忧虑的诀窍：

反复性忧虑通常是由渴望掌控未来造成的焦虑心理导致。该心理要求必须对未来十分确定，从而保证对未来的掌控力。然而这并不现实，因为人类对所处环境的掌控能力是有限的，也不可能准确预测未来。因此可以从两个方面克服反复出现的忧虑和焦虑。首先，不要奢望可以掌控能力之外的事情；其次，不要奢望确定的未来。

关于第一方面，古罗马时期斯多葛派哲学家埃皮克提图的观点十分具有启发意义。他告诫我们不要想着去控制外部事件，包括获得他人的赞同，因为这些不由我们掌控。相反，你应该努力控制心态，如欲望、心愿、希望和偏好，而这些事情全在自我掌控范围内。

至于确定性的问题，我想告诫每个忧心忡忡的人，重新去界定生活中的可能性。这意味着你需要对生活秉持科学的观点，基于现实证据的可信程度确定信念的深度。所有科学的事实都有可能发生。若不是因为这样的事实，科学永远不会得到修正。确定性是一种停滞的构想。如果一切都是确定的，那将不会存在任何风险。如果不存在风险，生活将变得无聊透顶。拥抱无尽的可能性，是它们让生活变得激动人心！

应对寄生焦虑

自然赋予了我们对潜在危险迹象保持警惕的能力。设想一下，午夜时分，你孤身一人走在回家的路上，途经一片墓地，恰好有数名撒旦教众在此聚集，你自然会觉得紧张害怕。你知道这样的情况存在危险，你对此的认识具有生存价值。

与这种自然的焦虑形式不同，寄生焦虑是指夸大或编造恐惧，然后陷入无限的紧张之中。你对臆想出来的危险恐惧万分，耗尽时间和精力，却得不到任何好处。

寄生焦虑还可能伴随臆想出来的困境发生，包括各种几乎与身体安全或社会责任无关的社会情况。你可能过于担心自己的状态、形象和表现等。

○ 迈克的故事

迈克害怕丢掉工作，为此已经担心了好几年。尽管绩效考核表现良好，他仍旧忧心忡忡。一天，主管走过他身边，但看起来似乎并没有注意到他，迈克就贸然得出自己要被炒鱿鱼的结论。他感觉自己的胃拧成一团。当天晚上，工作要丢的想法一直在他脑海中挥之不去，整晚都没有睡好。第二天，主管看起来心情不错。迈克并没有被解雇。他感觉如释重负。但好景不长，很快他就有了新的忧虑。

如果你抑郁的同时还伴有寄生焦虑，那么很可能你已经表现出了以下症状：

> ○ 心情紧张、难以放松。
>
> ○ 喜怒无常、暴躁易怒、闷闷不乐。
>
> ○ 难以入睡、容易惊醒。

○ 评价焦虑（感觉自己要犯错，会被严厉地斥责）。

○ 主动性降低。

○ 拖延。

○ 害怕反对。

○ 觉得自己无力应对。

○ 注意力不集中。

○ 局促不安。

○ 过于关注自我。

○ 臆想出一个又一个危机。

○ 当你只想充当背景的时候，却认为自己始终是注意力的中心。

好在你可以消除寄生焦虑，缓解焦虑带来的痛苦。

三本旧书中的新思想

如果我说能从旧书中找到和露珠一样新鲜的焦虑治疗方法，你可能会觉得很惊讶。以下是我从三本宝库书籍中找到的方法，经过文学加工后重新呈现了出来。

停止 — 思考法

> 马克·吐温曾说过："我一生中有许多麻烦事，但大多数都没发生。"

关于克服不必要的焦虑，心理学家约翰·多拉德的核心主张是："一旦感觉到害怕，那就停下来重新进行思考。审视造成恐惧的情况，看看其中是否潜伏着真正的危险。如果不是，那就去勇敢执行造成恐惧的行动。"该过程中，多拉德运用了基本的停止、审视和倾听方法。

停止。当你发现自己陷入了焦虑困境，首先需要停下来，然后思考内心的想法（元认知方法）。如果不弄清楚大脑产生了什么思想，你就会凭直觉逃避内心的感受。如果你感觉一头雾水，可以将心中的想法全部写出来。当你有寄生焦虑的时候，你会对自己说什么？你会担心自己出了什么问题吗？你会听见来自内心深处的一个声音说："有什么用？何必还去尝试？"吗？多拉德也承认，思考自己的想法可能让你觉得不自然。然而，你可以将其看作一种意识挑战，以此养成对问题思维的敏锐嗅觉。

审视。审视焦虑的时候，你需要检验那些自我陈述是否具有意义："发生了什么？问题在哪里？是否产生了我需要注意和纠正的思维谎言？"通过自我反省，你可能会发现某个可纠正的问题亟待解决。

倾听。为让自己的方法听起来顺耳易记，多拉德苦下一番功夫才确定了倾听的定义。他对倾听的定义大致如下：倾听的时候，你就已经准备好将烦恼与有益想法分离开，并学着去处理焦虑思维。例如，如果你认为自己无能为力，那存不存在例外呢？问问自己这个问题，你就可以向自己证明事实并非如此。

多拉德清晰阐述了接下来需要做什么：思维发生改变之后，如果想让新想法发挥实际效用，那就必须采取新的行动。

平衡法

焦虑十分复杂，寄生焦虑通常还伴随其他症状发生，如完美主义、自我怀疑和担心忧虑等。这些症状都有一个共同特点，那就是过分夸大，这会扰乱你的思维，消耗你的精力，却无法产生任何回报。瑞士精神病学家保罗·杜布瓦对夸大和焦虑之间的联系有着深刻见解。

如果总是夸大已经发生的事或可能出问题的事，那就只剩很少时间可以用来审视正确的事。当你陷入了这种缺陷检测循环，你可能会感觉自己的生活充满起伏。你担心明天可能发生什么坏事。如果见到了自己的梦中情人，你会因为自己不够好而放弃吗？如果你的宠物逃跑了，你会怎么做？在这样战战兢兢的生活中，忧虑会逐渐演变成焦虑，最终发展为抑郁。

杜布瓦认为，糟心事每天都会发生。有些会导致严重的症状。例如，某个人对你挑衅，你予以回击。朋友背叛了你，你感觉心痛不已。在充满变数的世界中，你很容易丧失自己的正确视角。似乎这些事永远都无法释怀。但是，即便身处这样一个起伏不定的世界，你仍然可以下定决心去尝试不一样的思维方式。

如果你只关注消极方面而忽略了积极能力，杜布瓦建议采取以下心理治疗措施。准备一个笔记本，将页面分成两列，左列为"苦恼"，右列为"益处"。晚上的时候，在左列记下当天有什么事给你造成了困扰，接着在右列写出"苦恼"对应的"益处"。为每条苦恼至少找到一条益处。尽量探索更多的益处。你会发现，生活中终究还是好事多于坏事。

杜布瓦认为，坚持这项心理作业30天，你就能够提高平衡生活的概率，找到有益的生活方向。

认知行为法

精神病专家汤姆·威廉姆斯认为，有意识的想法会引发焦虑情绪，同时你也可以快速识别焦虑想法。但更为隐蔽的是潜在的概念错误，如透过悲观的想法或扭曲的自我概念过滤现实。

威廉姆斯提供了以下澄清思维的想法：

○ 持续破坏性焦虑没有意义，并且能够改变。

○ 严于律己，对抗焦虑。

○ 打破焦虑习惯需要付出时间和努力，明白这一点，你就能在改变的道路上走得更远，不再期待虚假短暂的缓解。

他建议采取下列认知、情绪和行为活动，平息难以摆脱的焦虑情绪：

○ 提醒自己，看待事情的方式决定了事情的可怕程度。

○ 以真实的目的获得远见。（你想要成就什么？）

○ 检验焦虑想法，重整自身思维，接受相反的积极想法。

○ 一味模仿他人的积极性新口号并不会让你好转。借助重构的积极想法，逐渐穿透思维。（也就是说，想象自己具备更加优秀的能力，然后真正展示出你设想的能力。）

○ 将履行职责放在逃避焦虑之前。（避免拖延陷阱。）

○ 一件事往往并非彻头彻尾地让你焦虑，试着将焦虑的有关部分分离出来。如果你对自己的表现感到焦虑，那是因为未能达到某个标准吗？你害怕这种感觉吗？专注于你害怕的部分吧。

○ 主动将自己置于害怕的情况中，直面让你最为困扰的问题。逐渐调整应对害怕情况的方式。给自己一些时间，适应新的思维和体验方式。

虽然方法比较古老，但其中蕴含的思想历久弥新、亘古不变。

挑战焦虑想法

列举出你的一些焦虑想法。接着，运用在本章及其他章节学到的方法检验现实。最后将你认为有助于形成现实视角的明智想法记录下来。

寄生无力思维个人案例：
检验现实并挑战无力思维：
有助于拓宽视角的理智想法：

消解抑郁中的焦虑

任何认为抑郁只是简单生物情绪的人都是在自我麻痹。你的生理状况、心理状况和社交范围都能反映出抑郁，同时也受到抑郁影响。抑郁思维能将你拖进我们称为"心境恶劣"的情绪荒原。如果你仅关注狭窄的消极思想，你的生活就会失去价值。身处这般泥沼，你会感觉闷闷不乐，同时也暴躁易怒、恐惧担忧、脆弱不堪，仿佛永远不能将焦虑从抑郁中分离出来。

寄生焦虑会造成情绪障碍。但这种寄生焦虑源于一种情绪认知，或者说一种能够唤起恐惧感觉的信念。也就是说，你可能是在回应误导信号。例如，如果你一想到站在一群和善的听众面前发言，就开始感到紧张，并且浑身冒汗、拖延逃避，那么这就是在回应错误信号。找到并消解这些误导性认知，你就能战胜由此引发的不必要忧虑，获得极大释怀。

检验现实

如果你既感到焦虑又感到抑郁，当心产生双重困境的寄生思维。你听到了小题大做、无能为力或自我贬低的内心独白吗？这些想法可能以拖延的方式呈现出来。如果你能及时识别这些想法，那么就可以积极采取纠正措施。你可以运用第5章介绍的变化循环法检验现实，及时解决问题，克服拖延心理。这样你便能少借助拖延对抗直面焦虑和恐惧的不适感。

自我肯定

大多数人更喜欢别人赞赏自己，这很正常。然而，如果你必须借助他人的肯定来获取价值感、摆脱焦虑感，这种信念会滋生寄生思维和焦虑情绪，因为你总有些时候会认为别人对你评价不高。寄生焦虑通常有其自己的功能障碍性逻辑，以错误的前提推导出可怕的结论。假如你的大前提是别人的否定可以定义你自己，那么引申出的小前提是，你无法避免否定。这样得出的结论便是，如果别人否定了你做的任何事，你将遭受不可挽回的伤害。寻找这种寄生逻辑的漏洞，或许你就会发现大量虚假事实。

大小前提都只是推测，而且可以反驳。由推测得出的结论自然值得怀疑。然而，寄生逻辑会导致自我应验的预言。因此，必须重点关注引发焦虑情绪的错误逻辑。

> 二世纪罗马内科医生伽林（Galen）写道：抑郁是一种"害怕忧郁、对生活感到不满、厌恶所有人"的状态。

如果你认为自己一文不值、难以自保，那就去思考一下你的思维。什么叫"一文不值"？你很快就会发现，说自己一文不值纯属以偏概全。

你可以通过探究以偏概全的实质与意思，让自己免受该思维习惯造成的情绪伤害。例如，问问自己，别人的肯定或否定真能定义你吗？否定有时的确会对你造成不利影响，但这并不能改变你的本质。

下面是另一个探索性问题：你真的认为你会因自己没有价值而受

到伤害吗？为进一步探讨问题，你可以询问并回答类似这样的问题："以何种方式受到伤害？"你的结论如果是"因为无法应对而受到伤害"，那么你应该努力寻找反例。或许你会发现，有时你既有能力应对否定，也没有因为否定而受到伤害。

质疑以偏概全的合理性可帮助你找到现实方法消解"需要肯定"的寄生思维，同时避免无能为力等抑郁结论。

自我赋能

假如你认定没有能力保护自己的社会身份不受侵害，因此在伤害面前脆弱不堪。请记住，虽然你不能如愿牢牢掌控命运，但你仍有选择。当多个竞争性选择摆在你面前，你就要从中做出抉择。你可以选择去拔花园里的野草，去翻看一本书，或买一块面包。既然你还拥有选择的权利，那就说明你并不是无能为力。相反，承担评估选择和做出决定的责任，你就可以为自己赋能。

○ 约翰的故事

一天早上，约翰发现股市暴跌，顿时心里一紧，自己的退休金就这样不翼而飞。这种往坏处想的思维愈演愈烈，很快就变成了另一种想法。他觉得自己身心俱疲、孤立无援。

他坚信自己将一直穷下去，沉溺于此不能自拔，深思自己将遭受何种穷苦命运。他无法操纵市场，因此觉得自己无能为力，不可能逆天改命。他身陷痛苦泥沼，开始认为自己不够聪明，根本无法挺过这场经济危机。然而，后来市场回升，他的投资组合反倒升了值。抑郁顿时烟消云散。市场回暖对他来说是个天大的好消息。

他无法操控市场，市场涨涨跌跌，他的心情也跟着起起伏伏，这样下去势必会陷入危险境地。不过，他可以接受市场的不可操控性，但自己对市场起伏的看法，他完全可以操控。面对市场的阴晴风雨，他确实无能为力，但他可以为自己赋能，接受市场的正常运作。

如果你正遭受焦虑和抑郁的双重折磨，下面的方法将为你带来福音。认知行为方法可有效克服抑郁思维，同时也适用于寄生焦虑思维，以及常常伴随发生的顾虑。

战胜顾虑

顾虑即对情绪和行为的约束或克制。有些顾虑可产生积极影响，如交通高峰期开车不超过120码；机场安保检查行李时不过多纠缠，以免误了航班。

但是，有些顾虑会产生消极影响。例如，你过于扭捏害羞，躲在生活的阴影里不敢露头；你认为自己的观点没有价值，因此沉默不语，以免得罪人；你过于紧张自闭，甚至总是想哭；你理性化看待所有事情，避免产生任何情绪。

早期行为疗法专家安德鲁·萨尔特强调，做事必须果断大方，以此放松神经，避免产生过度社会顾虑。他的早期作品虽然存在缺陷，但有相当一部分在粗糙的外表下隐藏着巨大价值。以下是萨尔特关于顾虑的三点想法：

　　○ "某种意义上，理智和情绪是鼻子的两个鼻孔……它们在神经系统中属于同一个东西……以情绪为指引并没有什么不妥。但唯一的问题在于，引导你的是'什么情绪'。是毫无意义、没有价值、让人担惊受怕的顾虑情绪，还是让人自由健康、活跃有力的兴奋情绪？（58）"

　　○ 有句格言说"认识你自己"，但如果不具备认识自己的工具，这就只是句空话而已。如果你只能依靠自己获取新的自我认知，要想达到目的并不容易。这通常需要摒弃压抑倾向，拥抱外显情绪。

○ 消除压抑自我的顾虑情绪就像顶着大风前进，不可避免会遇到阻力。因此，做好面对不适感的准备。不适感通常会持续一段时间。但最终，你将不假思索地做出正确行动。

以下几点技巧由萨尔特（同上）的观点改进而来：

○ 正确快乐的话语既不能矫正，也无法消除抑郁或焦虑。不应机械地模仿积极话语，而应深挖消极思维背后的意义。努力减少误导性思维习惯。

○ 顾虑是情绪限制的一种表现形式，能够导致陷入困境的感觉。冲破藩篱，去鼓励自己说出心中的想法。

○ 用"喜欢"或"厌恶"等情感词语,向他人表达自己的喜恶。这样你就能显得更加真实鲜活。（注意：谨慎使用过度夸张的情感词语，以防陷入往坏处想的陷阱。）

○ 如果你与别人意见相左，不要表达赞同，而是坚定地提出反对意见。（注意：你的观点如果基于事实、合情合理，那么就更容易让人信服。否则，你将带着模棱两可的看法，与对手陷入一场脑力对抗。）

○ 受到表扬时，不要觉得自己没有价值，欣然接受他人的赞许。"多谢你的夸奖"远远好过"这不算什么"。

○ 根据自身想法和感受，即兴发挥或在当下做出反应。

○ 既着眼未来，也关注现在。简单来说，避免做出过于长远的生活规划。

以上技巧简单实用，可帮你放松紧张心态，走出固有模式。如果你认为自己过于压抑，还可以试试"跳出角色"法。

跳出角色

跳出固有角色可帮你摆脱顾虑，防止顾虑加重抑郁情绪。你可以在可控条件下对抗焦虑，以减轻错误的恐惧感。尝试以下练习：

练习1：如果你发现自己过度压抑自我，如不敢提问或问路，可立即跳出当前角色，到便利店主动询问附近某处怎么走。如果原本认识路，那就假装不知道。

练习2：许多早餐店都提供"各式双蛋"套餐。也就是说，你可以选两个煎蛋、两个炒蛋或两个煮蛋。下次吃早餐的时候，你可以问服务员能否提供一个煎蛋和一个炒蛋。即使觉得这样做很尴尬，也要尽力尝试，这是跳出角色的一种方法。

练习3：如果你很注重外表，可以试试以下打扮：系一条与整体穿着不搭的皮带；T恤反着穿；穿两只不同颜色的袜子。

练习4：穿得普通一些，摘下手表，在一天最繁忙的时间去商场购物，向20个成年人询问时间。看看会发生什么。我的发现如下：2到5个人会选择无视你，他们不想告诉你时间。有些人会很害羞。极少数人会趁机聊聊天。大多数人会一边走路一边告诉你时间。20个人都拒绝你的情况不可能发生。即便发生了，你也可以问自己一个问题："即便20个人都拒绝我，那又怎么会使我低人一等？"并尝试做出回答。如果你诚实待己，就会得出这样的结论：虽然没问到时间，但我仍可无条件接受自己。阿尔伯特·艾利斯称此为优雅的自我价值解决办法。

跳出固有角色，你就能够摒弃自我沉溺，转向客观自省。

挑战顾虑思维

列出你的有害顾虑想法、情绪和行为，然后改变视角，强迫自己自然大方地表达自我。这能催生出积极的新思维、情绪和行为习惯。

有害顾虑想法、情绪和行为：
检验现实并挑战不必要的顾虑：
有助于形成可靠的自我表达的理智想法、情绪和行为：

战胜惰性

如果你难以着手切断焦虑与抑郁的联系，那么可能正面临一种自然形成的惰性。一旦陷入焦虑与抑郁的双重陷阱，那就很难逾越这道障碍。

亚特兰大心理医生埃德·加西亚告诉我们，抑郁和惰性仿佛连体婴儿，如同一块巨石挡在10吨重的卡车面前。要想把石头移开，需要耗费巨大力气。起初，发动机刚刚点火，非常费力，但只要汽车能向前移动，哪怕只有一点，你就能积聚力量。向前移动得越远，引擎就变得越热。力量积聚得越多，石头就越容易推开。现在你就站在了克服惰性的新道路上，你可以指挥卡车从哪里出发，然后挂挡前进。加西亚还补充道，只要强迫自己走过了惰性的阈值，你就能重新夺回一直等待发掘的力量感。

用暴露克服惰性

暴露是战胜恐惧的黄金标准。暴露是指直面当下害怕的事，直到不再表现出恐惧。你也可以逐渐提高暴露程度，控制需要面对的恐惧等级。不管哪种方法，你都必须让自己品尝恐惧，直到恐惧的感觉不再那么强烈。否则，你将加重逃避行为。

下面是一个例子。你害怕黑暗，那就故意走进黑暗之中。你可以进入一个黑暗的房间，把自己吓得冒汗。你也可以循序渐进，逐渐调暗灯光，控制体验黑暗的过程。

曝光法适用于克服拖延心理中的惰性。下面的五分钟曝光法简单实用，可帮助你克服深植于惰性中的拖延障碍。

五分钟曝光法

选择一项你内心抗拒但又想做的事情，切断焦虑与抑郁之间的联系。不管是打扫卧室还是申请大学，任何事都可以。为克服抗拒活动的惰性，强迫自己坚持某项活动五分钟（就像启动汽车）。五分钟过后，你可以选择继续坚持五分钟或者放弃。重复进行五分钟练习，直到完成这项活动或五分钟后停下。

五分钟曝光法可有效启动你的汽车引擎，并保持前进。该方法的理论基础在于，当你处于掌控地位时，做出决定就会简单得多。你决定进行什么活动，你决定进行的速度。你控制着做什么、用多快的速度去做。当你觉得自己深陷泥沼，立即使用五分钟曝光法脱身。反复练习，养成习惯。

如果你决定放弃，但仍有很多事需要做，这时会发生什么？额外花费几分钟时间，为下次开启做好准备。如果你决定写一本伟大的小说，记下几个需要完成的关键点。记录下一步的要点，你会发现再次启动会变得更加容易。

当然，也不一定是五分钟。有些人以十分钟为间隔效果更好，有些人以半小时为间隔，还有些人竭尽全力完成第一分钟。不过，短间隔比长间隔更容易实施。

为什么曝光法有效？

曝光法可以训练大脑不再为无危险情况反应过度。杏仁核是大脑中一个梨形的部分，可通过催生应激激素对真实或臆想的威胁做出反应。原始和已知危险深深蚀刻在杏仁核之中。只要感知到威胁，杏仁核就会一直发出信号。因此，如果它在非危险情况依然催生了应激激素，那就需要将其抑制。主动将自己暴露在非必要的恐惧之下，你就可以提升抑制肾上腺素飙升（焦虑或恐惧的典型特征）的概率。

暴露可帮助激活前扣带皮层。前扣带皮层是大脑的一个控制中心，专门负责解决认知与情绪之间的矛盾。暴露过后，神经影像显示前扣带皮层活性升高，杏仁核活性下降。这可有力证明，暴露过后，大脑中对感知到的危险做出反应的区域活性下降。

大脑中控制焦虑和恐惧的区域十分复杂，它们之间如何相互影响可能部分取决于焦虑的类型、对焦虑的承受能力和面临的具体情况。更高级的心理过程能快速识别愚蠢的恐惧。但前扣带皮层是个迟钝的学生，解决杏仁核和高级心理过程之间的矛盾需要一定时间。训练与恐惧–焦虑回路有关的其他大脑区域也需要一定时间。因此，大脑区域虽然学得很慢，但你还是需要保持耐心。练习曝光法的时候切忌急于求成。

自生训练法

精神病专家乔纳森·舒尔茨发明了自生训练。该自我调节冥想形式能够促进放松情绪，同时使心理进入最佳行动状态。该方法的原理即用放松对抗焦虑，行动可减少焦虑诱因，且有助于克服抑郁惰性。

自生训练法可有效缓解抑郁的身体症状、克服抑郁情绪和降低复发概率，以及激发大脑活动的积极变化。

运用积极暗示性短语，将自己置于一种放松且蓄势待发的状态。以下是该方法的具体步骤：

1. 创作放松性短语。

2. 创作动员性短语。

3. 反复实践上述短语，进入一种放松且随时可付诸行动的状态。

4. 先将自己置于放松状态，然后进入动员状态。最后借助上述放松-动员平台，付诸预期行动。

自生练习

放松阶段需要找一个舒服的姿势，可以坐在一把舒服的椅子上，或躺在沙发上，或乘橡皮筏在泳池里漂浮。运用一些简短的暗示性短语营造可激发放松感觉的画面。例如，将沉重感与放松感联系起来，试着用话语激发该条件。下面推荐的短语如果对你起作用，那就进一步尝试，也可以自己思考其他短语。

1. "我感觉胳膊无比沉重。"（将这句话重复四遍，在心里记住胳膊沉重的感觉。）

2. "我感觉双腿无比沉重。"（将这句话重复四遍，在心里记住双腿沉重的感觉。）

3. "我感觉无比轻松。"（将这句话重复四遍，在心里记住轻松的感觉。）

注意，这些暗示性短语没有任何奇妙之处。（包含"光""温暖"和"漂浮"等的短语确实会让人产生相关感觉。）

在动员阶段，挑选三个能使你付诸行动对抗抑郁的短语。必须是你认为有价值的行动，如和某位朋友进行有建设性的对话、参观博物馆，或骑自行车去旅行。当你处于最佳状态时，一定会产生某些感觉，选择能激起相同感觉的短语，如你达成某个目标后的感觉。

运用下述短语进行练习，或提出其他短语：

1. "我的目标近在眼前。"（将这句话重复四遍，在心里记住实现该目标的价值。）

2. "我知道该做什么。"（将这句话重复四遍，在心里记住注意力向行动方向转移。）

3. "我感觉蓄势待发。"（将这句话重复四遍，在心里记住按捺不住朝目标前进的感觉。）

每天练习放松和动员法三次，逐渐进入一种放松、有动力、随时可执行行动、达成目标的节奏。

融合放松和动员步骤的过程中，也会将自己置于行动的边缘。行动即具体步骤，可使你做出与建设性目标一致的改变，它是意志锻炼下的行为。

结合认知、情绪和行为方法，你就可以运用该自生训练法达成多个目的，如努力准备好工作面试或克服拖延障碍。

克服恐慌

你是否突然之间产生过强烈的恐惧感，心脏怦怦直跳，喉咙发紧，感觉马上就要窒息？这种触电般的紧张感慢慢达到顶峰，你可能紧捂胸口，担心是心脏病的先兆。你呼吸急促，颤颤巍巍，头晕目眩。你感觉恶心难耐，随时就要呕吐。你的胃部可能发生痉挛，双腿缩紧。你可能大汗不止，浑身燥热，或感到寒冷。如果你经历过类似上述这些症状，那么毫无疑问属于恐慌反应。

恐慌中的人们经常担心失去控制，感觉脱离现实，认为自己就要变得疯癫，或认为自己大期将至。你可能认为自己永远不会好转，反而会变得更糟。你可能感觉万般恐惧，甚至号啕大哭。

> 如果你陷入了恐慌，将恐慌感贴上"暂时神经系统反应"的标签。这样更换标签后，你就能以正确的视角看待恐慌。

一些有恐慌反应的人进过逾50次急诊室，担心心脏病发作。虽然并没有实质性证据，但确实有可能发生。为做好防范，你可能早已做完医学检查，排除了冠心病或其他疾病的可能。

超过50%的恐慌症患者最终都陷入了重度抑郁。如果你认为自己也是其中一员，那有一个好消息，是你可以运用认知行为疗法有效克服恐慌。此类疗法可相对快速地产生积极效果。

认知疗法的作用原理

恐慌即不存在任何实质性危险的情况下，正常感觉产生的一种巨大消极变化。你只是自认为面临失去控制、威胁生命的危险。

依据过去的经验，你知道惊恐感并不危险，很快就会过去，因此不太可能会因恐慌感而感到恐慌。不过毫无疑问，强烈的生理感觉自然会引起注意。

了解情况

以下是关于恐慌的一些信息，有助于正确看待恐慌，降低恐慌的频率和影响。

即使你感觉头晕目眩，也不会因为恐慌昏过去。害怕晕厥是自然现象。但即使恐慌症发作时感到头晕，事实上也不会真正晕倒。这并非信口开河，而是有生理基础支撑。心跳加速时，更多血液会涌向大脑。而晕倒的原因是心跳缓慢，流向大脑的血液变少。下次恐慌发作时记住，你不可能晕倒。

恐慌时的心率比静止心率快得多，你可能担心会有危险。但如果量量脉搏、测测心跳，你会发现，恐慌时的心率和适度运动后的心率几乎一致。如果你非要证据，下次恐慌发作时测一下心率。知道了心率只有些许提升，你的恐慌可能会有所缓解。（注意：如果心跳突然升到190次/分钟或者更高，应该立即就医。）

战胜恐慌思维

恐慌思维可能使你产生以下想法："我在公共场合丢尽了人。""我永远不会好起来。""我无法克服这种感觉。""我快要疯了。""我将要死去。"你能够战胜恐慌思维。下次恐慌发作时，试试下面的策略：

○ 数数有多少人注意着你。很可能周围的人根本没发现你陷入了恐慌。恐慌对你来说可能是疾风骤雨，但对路人来说可能只是毛毛细雨。

○ 问问自己有没有水晶球，能不能准确无误地预言自己永远不会好起来。如果你真的相信这番预言，那敢不敢将房子、车子或未来所有收入都拿出来赌一赌？

○ 如果你产生了强烈的焦虑感，还担心自己就要发疯，那么其实是在给自己制造双重困境，自己吓唬自己。如果你怀疑确实如此，那就思考一下你的内心独白，再将想法与现实进行对比。例如，如果你快要发疯，那可能记不起自己是谁、不知道自己在哪。另外，如果感觉高度焦虑，你会过度在意自己的感受，进一步加重恐慌。

○ "我将要死去"反映了你对当下感觉产生的想法，而想法又会反过来加重恐慌。这种想法与感觉之间的联系会持续到肾上腺疲劳。简单来说，焦虑恐慌在一段时间过后会自动消失。

注意，如果你担心自己会在特定情况下恐慌发作，焦虑会导致你拖延采取应对措施。恐慌发作之前，该方法可以帮助你厘清恐慌时将发生什么。如果你知道了情况如何、该怎么做，该方法可增强你对恐慌过程的掌控力。

挑战恐慌思维

列出你的恐慌想法。运用本章学到的方法挑战恐慌思维。记录下想法以拓宽视角。

恐慌思维：
检验现实并挑战恐慌思维：
有助于拓宽视角的理智想法：

克服恐慌的行为疗法

用行为方法克服恐慌极其有效。以下是几种基本方法。

充分锻炼

体育锻炼可提升心脏效率、肺活量、内啡肽水平、身体自信、身材体态和血清素水平等，可能需要坚持几周才能体现出效果。虽说充分锻炼不一定能保证克服恐慌症，但必定能够减轻与抑郁有关的恐慌、缓解与恐慌相关的抑郁。

注意呼吸

恐慌症患者的呼吸速度可达正常人的两倍。他们呼吸时通常会忘记使用膈膜。这种情况发生时，恐惧的心理生理特征就会显现出来。为了解决这种情况，呼吸时刻意使用膈膜，看看能否帮你解决换气过度的问题。例如，假装你的胃是个气球，吸气时膨胀，呼气时收缩。有节奏地吸气呼气，感受呼吸的感觉。吸气时想"放松"，呼气时想"我会好起来"。

向小纸袋呼气

体内的二氧化碳水平有时可触发大脑的恐慌信号传感器。有一种方法可以干扰恐慌反应，那就是戏耍二氧化碳传感器。向一个小纸袋里呼气两到三分钟，有时可起到积极作用。或者用双手捂住脸，向手心呼气。

计时

恐慌感虽然有时剧烈可怕，但持续时间相对较短，通常一到十分钟内就会自动退去，极少数情况下会持续几个小时。但即便只是一小段时间，痛苦的感觉也像永久。为帮助自己熬过恐慌，下次发作时用表记录下开始时间。恐慌退却时再看一次表。恐慌只是暂时的，知道这一点能帮助你克服永远不会消失的恐慌思维。这样做可以为你提供事实信息，利用该信息提醒自己恐慌的暂时性。

克服创伤

抑郁面前人人平等，各社会层级的人都有可能罹患抑郁，创伤后应激障碍亦是如此。经历过创伤事件后，创伤后应激障碍（PTSD）可使人产生痛苦的画面、想法、感知、梦境、闪回、暴躁情绪、注意力不集中、睡眠障碍或对创伤线索的强烈生理反应。这样的反应可能立即发生，或悲伤事件过后数月才开始泛滥，而且会通过闪回引发对类似事件的恐惧。

创伤事件可能是失业、爱人突然离世、暴力袭击、经济挫折、自然灾害（因火灾或风暴无家可归）、目睹犯罪或事故、早期应激、身处战区，以及儿童时期遭受性、言语或身体虐待。佛罗里达婚姻与家庭心理治疗专家罗伯特·摩尔告诉我们，抑郁有时是创伤事件的残余影响。他进一步指出："创伤这个临床术语现在用来指对某次不幸事件的记忆，即使在合理期限过后依然会引发悲伤情绪。"

30%~50%患有创伤后应激障碍的人都会遭受抑郁折磨。美国国家共病调查结果显示，灾难性或创伤性事件经历者罹患抑郁的概率比普通人高八倍。

认知行为疗法可有效帮助人们缓解创伤过后的心理余波。你可以使用相关方法加强情绪恢复能力。情绪恢复能力即从创伤性挫折中恢复正常，以及在艰苦状态中以合理效率管理自我的能力。该情绪能力源于理解自己和他人情绪，以及表达和管理这些情绪从而促成积极影响的能力。

管理创伤认知

创伤事件过后可能产生一系列反应。相信自己已经竭尽所能，可产生积极效果。即便你认为自己可以取得更多成就，也可以接受人无完人的道理。后见之明并不能改变已经发生的事。然而，如果创伤事件过后数月恐惧依然在你心头回荡，你认为自己丧失了某方面能力，然后躲进绝望的世界中，那么你需要及时处理这些想法，尤其是在消极想法深植于抑郁情绪时。

过去的不会再回来，所有"本应该"都不能将破碎的东西重组起来。悲伤和失落随心所欲地继续下去。但你可以减轻创伤记忆、画面、信念、情绪和行为的负面影响。

运用曝光法

创伤后应激障碍将经历深深蚀刻在杏仁核中，即大脑控制"战斗或逃跑"的区域。主动将自己暴露在创伤感受和相伴的情绪认知中，你就可以训练大脑其他部分开始运作，战胜原始的杏仁核反应。不过，如果经历了目睹爱人被杀等创伤事件，我还是建议遵循专业医师指导。尽管创伤事件的记忆挥之不去，你仍然可以调整对创伤记忆的视角和情绪反应，将自己从抑郁影响中解放出来。

应对双重困境思维

虽然创伤事件已经过去，但沮丧的感觉却形影不离。就是在这种思维困境下，你可以理解事件的意义，应对害怕的感觉或与之相伴的恐惧。你可以运用本书的ABCDE法同时突破创伤思维的双重困境。

如果创伤导致了抑郁，你可以遵循以下方法着手应对雪上加霜的创伤思维。

1. 列举几项非理性创伤思维。（如："我处理不了这件事。""我无法忍受。""我是个脆弱的人。"）

2. 当你跟自己说下列话语时，仔细审视到底是什么意思："我处理不了这件事。"首先澄清问题。"处理不了"是什么意思？在该事件中作何解释？你或许会发现，即使事情无法改变，你也可以继续生活下去，这也并非不能接受。

3. 寻找上述想法的反例。例如，有没有可能不受负面感受折磨，继续生活下去？

探索建设性替代想法，你就可以摆脱过度痛苦，坚强地接受创伤经历。

挑战创伤思维

如果你也是一位创伤后应激障碍和抑郁双重患者，不妨试试下面的练习，看看能否摆脱伴随紧张状态产生的不悦感受、想法和画面，让自己朝着自由的方向前进。记录下你的创伤思维并向其发起挑战。然后写下能让你正确看待事件的合理想法。

创伤思维：
检验现实并挑战创伤思维：
有助于拓宽视角的理智想法：

运用 ABCDE 法克服忧虑思维

只要能将重复出现的想法导向规划安排、解决问题、排练预演的方式以谋求进步，这些想法也会起到重要作用。然而，有些重复想法预示着焦虑即将来临。重复性忧虑容易滋生广泛性焦虑，进而引发抑郁。

该练习以本章开头作结：矫正忧虑思维。你可以运用ABCDE法解决该思维中的恶性循环——担忧抑郁症状会加重抑郁心情，而抑郁心情又会进一步加重抑郁症状。

激发事件（经历）："无法解释的不适感。"
对于事件的理性信念："这种感觉不太好，我不喜欢。"
理性信念的情绪和行为结果："接受不适感造成的不悦。"
非理性忧虑信念："我知道自己出了问题，没准是癌症。"
非理性忧虑信念的情绪和行为结果："焦虑和屈服的压抑感交织在一起。"

驳斥非理性忧虑信念：（1）"有什么证据能证明我出了问题或得了癌症？"参考答案："通过情绪推理，我从忧郁下坠到对负面感受做出灾难性解释。"（2）"怎么能够证明抑郁感觉是癌症的征兆？"参考答案："只有经过医学专家诊断才能确定我是否得了癌症。如果抑郁也是癌症症状，医院很快就会一个床位都不剩。"
驳斥效果："克服忧虑思维恶性循环后，其造成的紧张感将会减轻，诱发抑郁想法的压力将得到缓解，导致抑郁的想法也会减少。"

运用以下表格指导自己克服忧虑思维。

激发事件（经历）：
对于事件的理性信念：
理性信念的情绪和行为结果：
非理性忧虑信念：
非理性忧虑信念的情绪和行为结果：
驳斥非理性忧虑信念：
驳斥效果：

终结抑郁计划

关键理念（本章中你认为最有帮助的三个理念）：

1. _____

2. _____

3. _____

行动步骤（你认为有助于克服抑郁的三个步骤）：

1. _____

2. _____

3. _____

执行过程（如何执行上述步骤）：

1. _____

2. _____

3. _____

实施结果（有什么可利用的收获）：

1. _____

2. _____

3. _____

第 15 章

对抗消极情绪

头疼和胃疼可能一起发作，抑郁的同时也可能遭受愤怒、愧疚、羞耻或其他消极情绪折磨。不过好消息是，虽然这些情绪常与阴郁心情交织在一起，但你仍然可以掌控。

对抗愤怒

> 有嗔恚怒者，如手握炽然炎炭，不独受灼手之痛，亦有掷于他人之害。——佛陀

弗洛伊德理论主张，抑郁是向内心发泄的愤怒，但该理论已经不是对抑郁的首要解释。不过弗洛伊德有一点说得没错，那就是愤怒和抑郁存在关联。虽然不是每位抑郁患者都遭受着无法退却的怒火，但愤怒与抑郁的确紧密相关。相关文献对同时遭受抑郁和愤怒折磨者的比例统计并不一致。30%~50%的抑郁患者同时也可能始终处于愤怒状态。以下是关于愤怒的几点事实：

○ 双相抑郁患者中出现愤怒症状的比例更高。

○ 愤怒常与焦虑相伴相生。

○ 有害愤怒体现在言语或身体虐待上。

○ 愤怒发作（可导致财产毁坏的冲动性愤怒，如摔碗或砸墙）的影响被低估。

○ 愤怒爆发与暴躁易怒、抑郁焦虑的心理状态有关。该行为模式可导致生活质量降低。

你可以运用认知行为疗法克服愤怒，提升生活质量。本章将首先告诉你愤怒从何而来，并教会你一些战胜抑郁并发症的策略。

愤怒与进化

愤怒是应对威胁的自然反应，发起攻势比逃避撤退安全得多。但这种反应可能更适合史前时代，当今社会生活中更可能遭遇自我人格上的危险，而非实际威胁。愤怒是对身份威胁的常见反应，假如同事抹黑你的形象，你自然会大为光火。日复一日，你暗自谋划如何复仇。为此你的内心充满憎恨，寝食难安。

抑郁状态下，你可能会对内心感受臆想出错误的解释。如老板独断专横，不欣赏你的贡献。你愤怒地和老板对峙，于是失去了晋升机会。然而如果没有抑郁作祟，你眼中的老板可能显得和蔼可亲。

> 任何人都可以生气。生气很容易。但要做到生气的对象、程度、时间、目的和方式都正确，那就不容易了。
>
> ——亚里士多德

以自信沉着战胜愤怒

安大略省金斯顿市私人心理医生、皇后大学教授欧文·F.奥特罗斯在帮助患者克服有害愤怒方面拥有逾30年实践经验。奥特罗斯给出了以下技巧：

当你感到愤怒时，你可以：（A）让愤怒控制你；（B）尝试平息愤怒；（C）试着理解愤怒，弄清愤怒在"告诉"你什么，然后做出力所能及的改变。

抑郁状态下，选择A相当危险。你可能会对自己或他人造成肢体或言语伤害。做了后悔事，你会在你在乎的人面前失去影响力。选项A属于自掘坟墓。

选项B听起来似乎更加明智。平息愤怒后，你可以避免严重错误。但平息到底意味着什么？除非你明白愤怒的原因，否则"平息愤怒"只是句无从下手的口号。如果你只停留在平息愤怒的阶段，那就是在拖延逃避，失去了理解和排遣愤怒的好机会。

选项C要求理解愤怒。毫无疑问，你的愤怒可能也是由某些造成抑郁的消极思维引起，如从评价"事是坏事"，错误地跳跃到"人是坏人"。但有时愤怒也可能像瘙痒一样，让人下意识地去挠，我们甚至根本没有思忖愤怒的原因就大发雷霆。

你可能不愿失去愤怒带来的表面奖励：（1）可帮你暂时脱离抑郁苦海的情绪兴奋剂；（2）掩盖了无助心理的力量感；（3）责备他人或社会带来的优越感；（4）借助酒精或其他药物浇灭抑郁情绪的理由。上述四种可能的表面奖励只是冰山一角。

如果你选择C，那么将听见愤怒在告诉你什么。你是在告诉自己，生活应该对你更友好些？还是你不应该罹患抑郁？抑或是人们应该顺应你的愿望？如果你是在提出难以达到的要求，下面两种选择将帮你加深对愤怒的理解。

第一种选择是形成正确视角。识别造成愤怒的问题并果断解决，同时尊重自己及他人的权利和感受。你需要问一个基本问题："为什么生活必须按照我的想法进行？"问过这个问题后，你就在消解非必要愤怒的道路上迈出了一大步。你不再期望事情按照你的想法发展，而是或多或少接受事情的本来面目，并做出力所能及的改变。

第二种选择是努力用自信沉着取代愤怒。你接受自己能在某种程度上掌控内心想法，而且能在极大程度上控制实际行动。你选择去控制对你来说合理的行为。

愤怒传达出的信息是，你真真正正活着，你真真正正在乎某件事（否则你不会生气），并且有付诸行动的精力。虽然冲动性愤怒不是理想的精神和情绪状态，但你可以将它们转化成通往希望、自信和痊愈的脚步。之后，带着自信沉着，将情绪精力用于战胜抑郁，坚持到底，直至成功。

责备与愤怒的联系

有些事具有合理的愤怒理由，比如看见一伙暴徒殴打一个小孩，或一位朋友意图泄露秘密。管理好自然的愤怒是一项艰巨的挑战。然而，如果另有责备思维驱使你产生愤怒，你将拥有一个具有诸多环节的愤怒链条，每个环节都可能加重抑郁情绪。

例如，如果你已经抑郁了几周，早晨起床做事都成了问题。傍晚有个约会，你开车去往约会地点的路上，一个司机直接插到了你面前。你希望司机都能礼貌待人，但这一位违反了你内心的规则，你瞬间失控，暂时忘却了抑郁。你开始竞逐，要给那个不礼貌的司机点颜色看看。你可以选择追求危险和刺激，但也可以改变思路，重新思考自身想法，克制自我。

如果你认为自己脾气暴躁、容易恼羞成怒，可以运用认知行为疗法，为冲动与反应之间注入理性，减轻紧张感，以防未来遭受不必要的痛苦。

挑战愤怒思维

列出一些你认为或怀疑属于有害愤怒想法的例子。运用以下表格挑战愤怒思维，并记录下你认为可以帮你拓宽现实视角、消解愤怒情绪的有益想法。

有害愤怒思维：	
挑战有害愤怒思维：	
有助于拓宽视角的理智想法：	

社会情绪危险

羞耻、愧疚和尴尬等社会情绪是自我意识的分支。由于与责备相关，它们可以强化社会同一性。然而，有些人自我意识过强，以致在社会中处处受伤。

父母、老师以及其他权威人物都可为儿童提供有用指引。他们用耐心塑造出了所属文化认为适应社会的个体。其他人更倾向于使用羞耻和愧疚塑造儿童的信仰，从而抑制他们的冲动，让他们按"规矩"行事。由于方便快捷，有些人习惯用批评控制他人。

    ○ "你不该这么做。"

    ○ "你到底在想什么？"

    ○ "你怎么这么蠢？"

    ○ "你为什么就不能理智点？"

    ○ "你怎么这么没教养？"

    ○ "你自私自利、考虑不周。"

过度社会顾虑通常由上述有害言语造成。另外，躲在幕后的人鼓吹所谓的政治正确，用羞耻和愧疚影响人们，让人们为发表错误言论而自责。不能说"流浪汉"，应该说"无家可归"；甚至不能说"无家可归"，应该说"居住困难"。这背后蕴含的道理是：如果你做不到政治正确，那就应该感到愧疚。这简直荒谬。聪明人能看出来这就是为了控制人们的思维，不管是叫政治正确还是什么其他名字，这无疑是洗脑。

有些人很容易形成过度自我意识。你不需要让躲在幕后的人告诉你必须如何思考。你应该付出特别的努力，避免过度解读正常人的错误与缺陷。

无关乎来源，如果外部对同一性的压力过度内化，不够好的自我意识可能让你处于紧绷状态，你可能选择向过度顾虑屈服，并且走向抑郁。不管是愧疚还是羞耻，都值得仔细审视。二者可在相同程度上导致抑郁。然而，不同之处在于愧疚和羞耻的种类。

非理性愧疚

如果愧疚是对刻意错误行为的情绪认同，愧疚将具有社会功能。接受错误、弥补过失是种符合文化的纠正伤害方式，即竭尽全力采取改正措施。

然而，这种为自身行为感到后悔且准备弥补的正常愧疚感，与非理性愧疚截然不同。非理性愧疚会让你认为，你的错误行为实属不该，因此认定自己是个差劲的人。内心一旦产生如此想法，晚上睡觉时可能会愧疚发作。

感到非理性愧疚时，你会产生以下认知：道德价值观、顾虑以及责备陷阱思维（在这种思维中，你会因为有意无意的行为而谴责诋毁自己）。你可以从认知上处理对非理性愧疚的过度解读，同时仍然遵守符合道德、行之有效的标准。

○ 兰迪的故事

每当夜晚努力想要入睡的时候，兰迪都会遭受愧疚恶魔折磨。他回忆起离世的朋友。朋友有个儿子，悲痛欲绝的他曾打电话向兰迪求助，但兰迪并没有回他的电话。兰迪脑海中时常浮现出这样的画面：

朋友站在墓边，愤怒地等待着他。强烈的愧疚蹂躏着他的内心。

但我提醒兰迪，朋友儿子已经吸毒成瘾，他根本帮不上什么忙，而且此前他也回过朋友儿子的电话，但朋友儿子并不在意他的建议。这样，问题就转化成为，兰迪为什么因为不可掌控的事折磨自己。自那以后，兰迪的睡眠情况有所改善。

对抗非理性愧疚

非理性愧疚是没有任何必要的自我折磨。如果你感觉自己陷入了非理性愧疚陷阱，不妨想想，即便你表现不佳，自我谴责也不能改善现状，更不能弥补过错。仔细审视后你会发现，这种愧疚感通常反映了完美主义思维，你认为自己必须让所有人都满意，必须始终不犯错你才能接受自己。

下面的练习将帮你为自身行为负责，并摆脱作为非理性愧疚思维一部分的自责。

挑战非理性愧疚思维

列出你的一些非理性愧疚想法。运用从本书学到的方法挑战非理性愧疚思维。记录下你认为有助于拓宽视角、减轻愧疚的健康现实想法。

非理性愧疚思维：
挑战非理性愧疚思维：
有助于拓宽视角的理智想法：

运用上述认知方法，你就可以消除非理性自责和愧疚想法这两个导致抑郁的因素。

无意义羞耻

羞耻是种复杂的社会情绪，涉及自我意识和个人耻辱。感到羞耻时，你整个人似乎都失去了光泽。羞耻也可以起到积极作用。如果你能避免错误、愚蠢行为，就可以降低感到羞耻的风险。走出你的社会群体或文化所能接受的界限，你也可以避免社会责备。

像非理性愧疚一样，羞耻也有黑暗的一面。羞耻如果源于极端自我意识，那将毫无意义。例如，假设你为鼻子的形状感到羞耻，每次照镜子的时候，你都会刻意关注自己的鼻子，然后对自己整个人都不满意。

无意义羞耻的原因还有很多，如：邻居买了辆新车；孩子成绩没达到你的预期；身材太矮、太高、太瘦或太胖；你的约会对象虽然长相不错却称不上帅。这些都是无意义的羞耻。

无意义羞耻是责备的分支。例如，约翰尼的妈妈告诉他应该为数学成绩得C而感到羞耻，他让整个家庭蒙羞。她又接着说道："你可以考得更好。"由于她认为他能考得更好，她也暗示着他应该考得更好。这些所谓的"应该"和羞耻能造成致命影响。

过度自我意识可能源于早期社会教化。对羞耻敏感的人更容易回想起消极信息："你将一事无成。""你是个没用的负担。""你什么都不是。""你什么都做不好。""你就像个蠢货。"

多模疗法创始人阿诺德·拉扎勒斯认为："在我看来，羞耻源于父母和老师灌输的观点。然而我认为，懂得羞耻的人比什么都不懂的精神病患者好得多。"

对抗无意义羞耻

羞耻可能先于抑郁降临。抑郁状态下，无意义羞耻也可能加重抑郁。

你可以训练自己识别并处理无意义羞耻。如果你碰到了某个尴尬情形，然后听见自己说"我永远无法摆脱这种羞耻感"，不妨再认真审视一番。你可以运用以下任一方法，改变这种极端羞耻视角：

○ 运用其他符合自身文化的常见话语与羞耻抗衡，如"生活还得继续"。然后思考哪句话更有道理。

○ 在心里默唱一首歌。我的一些病人用欢快熟悉的曲调，唱出了挑战羞耻的话，取得了不小进步。例如："现在我已能看清前路……下个黎明来临时，我所有无意义羞耻都将烟消云散。"

○ 质疑你只能表现出一面的假设。例如，仅仅因为暴露了某个缺点或做了蠢事，就说自己"毫无价值"。做了蠢事你自然会感到不悦，这是人类自然正常的反应，但你仍然可以接受自己的不完美。

挑战无意义羞耻

列出你的一些羞耻思想。运用从本书学到的方法挑战该思维。记录下你认为能够拓宽视角、减轻羞耻的健康实际想法。

无意义羞耻思维：
挑战无意义羞耻思维：
有助于拓宽视角的理智想法：

每日感恩法

英国心理辅导师吉姆·伯恩建议我们每天都要表达感恩，将向内抑郁想法视角转为更加平衡的视角。当愧疚和羞耻占据了你的意识，或者每日感恩有助于拓宽视角时，不妨尝试一下该方法。伯恩提出如下建议：

每天结束时，写下当天三件发自内心感恩的事。可以是很小的事，微不足道也无妨。例如，日出、日落、蜂蜜的甘甜、蛋糕的香气，这些都可能引起你的感激之情。寻找让你感恩的经历有助于对抗不健康的灾难性抑郁想法。

记住对你友善、给予你帮助的人，告诉他们你满怀感激。你可以简单地说："……让我感激不尽。""谢谢你……""……真是太好了。"小小的感谢会将你的注意力从生活中的坏事转移开，帮助别人意识到他们的善举终会产生积极效果。

运用 ABCDE 法养成健康社会情绪

如果你能接受自我，那就不太可能感觉惹人注目、自我意识过强。你更可能会在既定情况下做出正确的事。以下表格展示了如何运用ABCDE法克服过度自我意识、建立开明的自我接受。

激发事件（经历）："我险些暴露出缺点或脆弱。"
对于事件的理性信念："我更喜欢展现自己的过人之处。但若想以现实视角看待自我，我也必须接受自己的局限。"
理性信念的情绪和行为结果："接受自我，竭尽全力。"
对于危险情形的非理性信念："我要出丑了。别人会以为我是个没用的蠢货。所有人都看到我脸涨得通红，简直太丢人了。"
非理性信念的情绪和行为结果："臆想出丢脸、难堪和羞耻。"

驳斥非理性信念：（1）"有什么证据能证明，别人都会以为我是个没用的蠢货？"参考答案："这种双重困境思维只是推测，但反映了我在模糊情况下如何看待自己。与其往最坏处想，不如看看能做些什么。"（2）"脸红有什么丢人的？"参考答案："脸红就只是脸红而已。坚强点！"

驳斥效果："顾虑减轻。对紧张感的忍耐力提升，对不悦抑郁感受的消极思维减轻。平静地接受自己，抑郁得到缓解。"

　　如果社会情绪过度强烈且伴随抑郁发生，运用以下表格指引自己厘清并检验该过程：

激发事件（经历）：
对于事件的理性信念：
理性信念的情绪和行为结果：
对于危险情形的非理性信念：
非理性信念的情绪和行为结果：
驳斥非理性信念：
驳斥效果：

终结抑郁计划

关键理念（本章中你认为最有帮助的三个理念）：

1. _____

2. _____

3. _____

行动步骤（你认为有助于克服抑郁的三个步骤）：

1. _____

2. _____

3. _____

执行过程（如何执行上述步骤）：

1. _____

2. _____

3. _____

实施结果（有什么可利用的收获）：

1. _____

2. _____

3. _____

第 16 章

增强挫折耐受力

没有人能一生免于挫折。实现目标时受阻，眼前的障碍无法克服，所想和所得的差距都会让人产生挫败感。只要你还心存愿望、有所渴求，那么挫折在所难免。

对挫折的耐受力不同，看待生活中寻常的困难、不寻常的挑战和逆境的态度也会不同。然而，即使在抑郁状态下，挫折也不会善罢甘休。抑郁使人疲惫，而疲惫感会磨灭你精力充沛的希望。如果抑郁和疲惫同时发生，你会更加难以忍受挫折。处理生活中的日常事务或突发事件也会变得尤为困难。因此，如果挫折耐受力下降，生活永远不会变好的抑郁思维也会进一步加深。

> 生活中有哪件事是不经受挫折就能实现的吗？
> ——亚特兰大心理学家埃德·加西亚

从抑郁视角来看，即便生活中再寻常不过的挫折，也会让人觉得不堪重负。眼前的境遇本就不容乐观，你可能还会对自己说"天啊，太可怕了，我肯定应对不了，我没法承受"，深陷痛苦的旋涡无法自拔。

本章将探讨低挫折耐受力与抑郁之间的联系，并教你如何增强情绪恢复能力。此外，本章还将讨论低挫折耐受力、注意力不足多动症和药物滥用同时发生会造成什么后果，并告诉你如何摆脱这张巨网。

低挫折耐受力

低挫折耐受力是指对阻碍你所期望或想要的事物出现的情况反应过度。低挫折耐受力状态下，你会容易情绪激动，对心烦事反应过度。下面是几个例子：

○ 事情一旦未能按照你的预期发展，你会顿时火冒三丈。

○ 即便节食期间，你也会抑制不住冲动，狼吞虎咽地吃薯片。

○ 事情一旦有所耽搁，你会不停地以指叩桌、来回踱步、双手叉腰、唉声叹气，或用其他方式表达不耐烦。

○ 你会问问题，但并不关心答案。

○ 别人还没说完你就随意打断。

○ 冲动消费。

○ 一旦心愿无法立刻得到满足，你就会表现得暴躁愤怒。

○ 将抱怨夸张化。

○ 对于大多数人都会遭受的境遇，你却产生许多自我编造的挫败感与苦痛感。

相反，如果你拥有强大的挫折耐受力，就明白自己想要成就什么。即便过程充满艰难险阻，你也愿意做出牺牲、坚持不懈。抑郁状态下，虽然不能做到活力四射，但仍可缓慢前行。你的思想会获得解脱。你会感到越来越强的自发性。拥有强大的挫折耐受力，你会产生积极的自我概念，取得更多成就，以更轻松的姿态获得更大的满足。

大多数人都处于低挫折耐受力与高挫折耐受力两个极端之间。但通常情况下，拥有高挫折耐受力的人更具情绪优势。提高挫折耐受力需要付出艰苦努力，但并非无法企及。从自我发展视角来讲，增强耐受力的过程，通常需要减少低挫折耐受力的消极方面。

战胜低挫折耐受力压力思维

低挫折耐受力人群会习惯性地产生下列想法："太糟糕了。""我无法忍受这种感受。"低挫折耐受力说法与理性积极想法之间存在差异，意识到这种差异有助于改变低挫折耐受力痛苦思维，形成客观视角。

低挫折耐受力思维	替代观点
杞人忧天式说法："我支离破碎。""我无法忍受这种感觉。"这些往坏处想的说法会诱导你得出错误结论，如："我一文不值。""我是个失败者。"	想法不一定会成为现实。杞人忧天思维反映的更多是心情，而非实际情况。问问自己："我的想法代表了情绪、理性还是现实？"这可以帮你纠正错误观点。
自怨自艾式说法："我总是毁了我的一切。""不会有任何好事发生在我身上。""没有人感激我对他们的付出。"	自怨自艾式说法反映了以偏概全的无助和绝望思维。应极力避免过激性表述，如"总是毁了"和"不会有任何好事"。相反，用具体的话语描述某种情况，如"我得到了期望的50%"。
无能为力式说法："我永远都无力应对。""我无法掌控任何事。"	这些抑郁想法融合了无助与绝望思维。需要特别关注"永远"这类词。寻找例外加以反驳。
自我参照式说法："我是蠢货。""我太笨了。"	这些想法纯属过度夸大、以偏概全，代表了自我贬低的观点。

另外一种战胜低挫折耐受力思维的方法是，对任意一条消极自我陈述做出清晰阐释。在含糊的陈述后加上"因为"二字，如"我无法忍受沮丧的感觉，因为……"。接下来将句子补充完整，解释清楚你为什么无法忍受这种感觉。这样深入挖掘，你将直达潜藏在消极模糊陈述背后的核心信念。例如，你可能认为自己太过脆弱，无力应对挫败感。找到核心消极信念后，你就能更好地解决这些问题。

因为法

首先写下一系列消极自我陈述，接下来在每项陈述后面加上"因为"二字，最后把句子补充完整。

1. _____

2. _____

3. _____

4. _____

将这些想法补充完整可帮你厘清思维，再以清晰的思维将夸大与现实分离开。例如，你可能发现，说自己"无力应对"只是夸大其词罢了。

将挫折可视化

如果拖延逃避挫折，挫折就会越积越多，挫折耐受力将进一步衰退，进而你将深陷绝望思维无法自拔。

但如果你循序渐进地处理挫折，陷入绝望思维陷阱的概率就会降低，也能避免过度拖延导致的不堪重负，进而引发抑郁情绪。只要积极应对挫折，耐受力就会逐渐提高。

挫折能够促进解决问题。然而，低挫折耐受力会诱发得过且过的行为，如逃避问题或不顾后果地草草了之。运用以下练习，集中精力采取合理措施，消除挥之不去的压力和挫败感。

视觉证据练习

首先找来一个透明容器，如玻璃罐或玻璃水杯。然后准备一些纸条，在每张纸条上写下你遇到的挫折。挫折越大，相应的纸条就越大。最后把所有纸条放进容器内。

接下来，抽出一张大纸条。想想自己可以采取什么行动克服上面的挫折。检验你的想法。每解决一个挫折就将其从容器中移除。如果出现新的挫折，那就再写一张纸条丢进去。之后挑战自我，尽快处理新挫折，努力将其消除。

抑郁沮丧状态下，你可能会对自己的努力视而不见。因此，再找来另外一个容器，用它记录取得的成就。例如，如果你一想到要排长队进行车检就心烦意乱，这时可以提醒自己，你的最终目标是车检，过程并不一定需要愉悦。每完成一项类似任务，将成就写在纸条上丢进容器里，这代表你成功战胜了挫折。

在积极采取行动克服挫折的过程中，慢慢就会积累起行动结果的视觉证据。一点点消除当前的挫折，你对挫折的耐受力就会逐渐提高。努力将生活中的压力维持在较低水平，你就更有可能感到精力充沛，以昂扬姿态应对紧迫事务，在麻烦找上门之前就将其扼杀。

盘点法

《伊索寓言》中有一则《龟兔赛跑》的故事。兔子一开始跑得飞快，中途却打起了盹。乌龟始终稳步前进，最终超过了兔子。这个故事告诉我们，慢并不是问题，稳才是胜利的关键。

桥港大学名誉教授唐·迪马蒂亚建议，我们应该时常盘点近期发生的事件，形成正确的视角，减少往坏处想或火上浇油造成的痛苦。例如，假设你某个星期很不走运，可能不禁会想："诸事不顺，一塌糊涂。"把这样的想法记录下来。识别本周发生了什么事让你产生这种情绪波动。接下来，盘点本周还发生了哪些好事。然后，盘点有哪些平常事如期发生。将"诸事不顺"的自我陈述与同时期的积极和中性经历加以比较，看看你的想法会不会发生改变。

盘点法虽然能帮你形成更为平衡的视角，但并不会消除消极事件的影响。你可以运用该方法减轻往坏处想造成的冲击。增强对自身想法与情绪的掌控感，这样你便能对挫折做出正确反应。

低挫折耐受力与注意力不足多动症

大多数成年人在疲乏劳累、睡眠不足和轻度感冒时更容易走神，并且总是将挫折过度放大。然而，对于4%~10%的美国人来说，容易走神已然是家常便饭。

> 可以说，低挫折耐受力与注意力不足多动症存在相似之处。

如果你平时难以集中注意力，需要高度集中注意力的情形就会成为挫折。这种情况下，低挫折耐受力就成了双重麻烦。挫折让你感到沮丧，而沮丧本身也是一种干扰，导致你更想逃避挫折。

心理上意欲逃避挫折，再加上注意力不足多动症，罹患抑郁的风险将进一步升高。重度抑郁和双相抑郁常伴随注意力不足多动症发生。另外，如果你的管控功能（计划、组织、实施和监控能力）不均衡，你就更可能拖延。

大脑结构并不是你能左右的，但你可以采取矫正或补偿措施。

对抗注意力不足多动症、拖延与抑郁

如果你的大脑更容易分心，那么你就患有注意力不足多动症。这会进一步加深沮丧感。因此，注意力不足多动症和拖延仿佛磁铁一般相互吸引，还会诱发抑郁。

心理学相关文献并未过多关注拖延与注意力不足多动症的关系。

但显而易见，注意力不足多动症、拖延和抑郁沉思之间的共通之处就是分心。采取矫正措施，提升注意力与管控功能，你就能更好地完成目标与优先事务。

PURRRRS 行动原则

"欲速则不达。""三思而后行。""从一数到十。""散散步。""想好了再做。"这些劝你慢下来的格言警句说起来容易，但做起来十分困难。不过它们仍能起到指导作用。你可以慢下来，细细思考，并回归到优先事务，降低注意力分散程度。

如果改变容易分心的现状对你来说十分重要，那就运用PURRRRS原则达成目的。PURRRRS是指，暂停（Pause）下来，运用（Use）各类资源慢下来，反思（Reflect）当下发生的事，推理（Reason）出结论，做出有效回应（Respond），审视反馈并修正（Revise），以及实践上述六个步骤加以巩固（Stabilize）。

不管是当前抑郁状态下，还是日后摆脱了抑郁，你都可将PURRRRS视为提升管控功能、增强挫折耐受力和提高效率效果的过程。以下是对PURRRRS的详细解释。

1. 暂停。即停下来想一想。通过该自我监控步骤，你能够以更具批判性的评价，避免分心与冲动。但如果经常忘记暂停怎么办？建立一个提醒系统可能会帮上忙。找来一支签字笔，在手表或拇指上画一个绿色小点，以此代表"暂停"。也可以戴上一枚特殊的戒指。每当思维消极时，看一看绿点或戒指，提醒自己及时暂停，不要陷入分心状态。

2. 运用。即要求运用自身资源，防止思维盲目流动。将想法写出来，并审视刚刚告诉了自己什么，让思维进入慢动作。这种记录思维的方法可以将想法可视化，易于审视。总而言之，发挥内心深处的力量，做出有意识的决定，直面困难情形，不再拖延逃避。

3. 反思。上述两个步骤为反思做好了铺垫。在反思阶段，你需要详细阐释问题。首先收集信息，接下来反思自身感受，最后审视自言自语的内容。简而言之，必须更加深入地思考让自己分心、抑郁或拖延的事。规划好流程。

4. 推理。该步骤重在分析。暂停、运用和反思之后，你可能早已开始思考自身的想法。在推理阶段你将更进一步。你将评价你的自言自语：你的思维指引着你做什么？这些想法有着怎样的情绪基调？这样的思维与你的优先事务相匹配吗？如果你脱离了正轨，能做出什么改变使自己聚焦于当前任务？你的计划是什么？想想你当前可以采取什么步骤。

5. 回应。反思和推理过后，给予自己一些建设性要点提示，并严格遵守。检验自我，遵循指示。另外，你还可以用透气胶带将提示绑在手腕上，像四分卫那样记住自己计划好的战术。

6. 审视与修正。反思、推理和回应的过程就像瞄准、拉弓、射箭一样。然而，最终你可能还是无法射中靶心。审视一番已经发生的事，你就能产生新的想法。你的经历可能让你看见之前从未设想的事，帮助你发现可以做出的调整。在审视与修正阶段，你将重新调整目标。如果忽略了某个步骤，修正过程中可以增添并检验该步骤。

7. 巩固。坚持练习，直到养成识别、评价和用聚精会神、解决问题替代低挫折耐受力思维的习惯，以坚持遵循优先事项。在提升清晰思维技能的过程中，你能更好地调控自身行为，坚持重要事项。简而言之，勤加练习，聚焦目标。

下面的例子讲述了我一位名叫乔伊斯的病人运用PURRRRS方法对

抗低挫折耐受力的故事。该案例中，乔伊斯认为她的生活是个大麻烦，这种想法给她造成了巨大压力。她感觉不堪重负，无法集中注意力，以至于挥之不去的挫败感、矛盾和未能满足的欲望让她筋疲力尽。

乔伊斯的 PURRRRS 计划：

1. 她暂停下来，提醒自己首先要让思维进入慢动作，从而对思维进行监控。
2. 她运用自己的能力，发挥自由意志的作用，压制自动产生的抑郁想法。
3. 她反思了自言自语的内容。她听见自己说："生活就是一团糟，永远不会变好。"
4. 她开始推理，将自言自语的内容视为以偏概全。她意识到，事情存在变化且不断变化，"永远不会"的想法是自欺欺人。她提醒自己首要目标并不是避免麻烦，而是去完成重要的事，如战胜抑郁思维。以这样的观点为指引，她发现自己的想法变得更加灵活可变。
5. 乔伊斯做出回应，规划了区分以偏概全思维和抑郁情绪的行动步骤。她为自己找到了"永远不会"的反例，对"永远不会"做出了详尽阐释。她给予自己口头指示，以此识别和挑战低挫折耐受力思维。
6. 乔伊斯集中精力进行审视与修正，越来越了解低挫折耐受力思维，能够快速识别该思维，改变面对潜在挫折的态度，有效解决问题。
7. 她不断练习，逐渐巩固所学内容。过程中，她将逐渐积累的知识应用到新情况中，而此前面对这样的情况她常常反应过度、以偏概全。

个人 PURRRRS 计划

借助下面的大纲构建你的PURRRRS计划，战胜低挫折耐受力思维（抑郁思维、拖延心理等）。

目标挫折：
暂停（停下来）：
运用（对抗）：

反思（思考正在发生的事）：	
推理（思考透彻）：	
回应（检验自我）：	
审视与修正（做出调整）：	
巩固（坚持并重复）：	

低挫折耐受力与药物滥用

25%~33%滥用成瘾物质的人同时也患有抑郁。有些人根本没意识到自己患有抑郁，还有些人难以接受抑郁的事实，因此难以进行自我治疗以缓解痛苦。不管哪种情况，如果你酗酒无度、滥用药物的同时还患有抑郁，都将形成恶性循环。

如果你认为生活太过痛苦、无法承受，可能想用酒精等改变心情，暂时麻痹感官，将注意力从压力思维转移开。从长远来看，这种自我疗法常常适得其反。

戒除陋习

即便没有患上抑郁，戒除药物滥用也不是件容易的事。然而，打破成瘾循环通常是打破伴生抑郁循环的第一步。

打破该循环需要增强对冲动和渴望的忍受力，并且学会不屈服。你对该类挫折的耐受力越强，就越有可能与药物滥用保持距离。

戒除陋习能让你产生一种对生活的掌控感。有了这种掌控感，你就更有可能摆脱与陋习相关的抑郁情绪，也能以更加清醒的头脑处理抑郁思维和相关症状。然而，摆脱酒精依赖或戒除酗酒无度后，抑郁可能看起来更加严重，至少一开始如此。这是因为药物滥用的掩蔽效应已经消失。起初与抑郁相关的问题可能仍然存在，需要一定时间才能度过该阶段。

在从如何应对清醒状态转向如何寻找生活目的与意义的过程中，可能出现新的挑战。你还可能需要处理陋习的残留效应（药物滥用影响下，可能对自己或他人造成伤害的行为），并与过去药物滥用导致的恶性事件和解。

下面的故事讲述了低挫折耐受力和自我怀疑交织在抑郁和酗酒之中的故事。

○ 卡尔的故事

在他人眼里，卡尔无疑是名成功者。夫妻恩爱，三个孩子都很优秀。生活貌似幸福美满。但在卡尔眼里，自己就是个废柴。他觉得自己注定会失败，对不适感的耐受力极低。卡尔患有恶劣心境抑郁症，久久挥之不去，还会周期性陷入重度抑郁。

卡尔将抑郁掩饰得很好。穿着光鲜亮丽，语气平和、善解人意，常以笑脸示人，但真实感受并非如此。他心里一直惦记着，到了晚上就能喝酒放松，这才帮他度过了煎熬的一天。他喜欢借酒浇愁。酒喝得越频繁，睡眠就越差，生活也变得越来越糟。

后来，卡尔意识到自己的抑郁感受、酗酒思维、酗酒模式和低挫折耐受力之间存在联系，在解决该问题上迈出了一大步。这种意识促使他产生一个重要见解：越是无法忍受紧张感与不适感，耐受力就会变得越低。

卡尔记录下了自己的思维，发现大脑从思考消极感受转向思考酗酒。为提醒自己抑郁感受、酗酒思维和过量饮酒之间的联系，他制作了一张卡片，放在钱包里随时查看。他写下了以下四个词，并用箭头表示其关系。

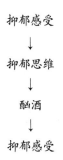

抑郁感受
↓
抑郁思维
↓
酗酒
↓
抑郁感受

　　卡尔找来一张信用卡大小的纸片，写下上述内容后放进钱包，提醒自己产生酗酒冲动时，停下来思考发生了什么。他坚持反思，最后做到能够容忍抑郁感受，拒绝向低挫折耐受力冲动屈服，不再酗酒无度，也不再用酒精治疗抑郁。九个月时间才促使他发生上述变化。基于此，速效固然是好事，但并不一定能实现。

　　如果隐匿性抑郁和酗酒同时发生，生活几乎必将充满痛苦。不过，许多人都打破了这种恶性循环，而且大多数都是靠自己。如果你发现自己有与卡尔相似的境遇，最好直面二者，它们都代表了亟待解决的挫折。此外，还可以采取行动积极掌握应对方法，摆脱这两种症状。拖延陷阱会对矫正二者造成干扰，因此要避免拖延，时刻让自己做好改变的准备。

　　并不一定要在解决药物滥用之后，才能再去处理抑郁。哪个更显著、紧迫就先解决哪个。这样做并非毫无依据，哥伦比亚大学两位教授对同时遭受药物滥用和抑郁症的人开展了一项长达33年的研究，近期的分析可以提供理论支撑。

尼古丁与抑郁

你心情抑郁，无奈之下点燃一根香烟，转移了注意力，得到了放松。但香烟并不是什么灵丹妙药。你要知道以下事实：

○ 尼古丁是种成瘾物质。

○ 吸烟与抑郁能够同时发生，二者的形成机制既存在共同之处，也存在区别。

○ 尼古丁依赖症状越多，罹患抑郁的风险也就越高。

○ 夜间吸烟会增加睡眠障碍风险。而睡眠障碍又是抑郁的一大诱因。

○ 大约 60% 存在极大戒烟困难的烟民都曾有过重度抑郁史。

○ 与非烟民相比，吸烟和已经戒烟的女性更有可能罹患抑郁，也更有可能接受抗抑郁治疗。

○ 老年人群中，吸烟的频繁程度与抑郁存在联系。抑郁越严重，吸烟就越频繁，反之亦然。而且，其他不健康生活方式变化增多也会提升抑郁发生率，如活动水平降低。

○ 吸烟会增加罹患慢性疾病的风险，如冠心病和肺气肿。慢性疾病又会增加罹患抑郁的风险。

人们用吸烟压制抑郁感受时，尼古丁似乎真的具有一定抗抑郁效果。尼古丁能够影响控制心情和良好感觉的大脑区域。然而，尼古丁并非有效的抗抑郁剂，而且一旦成瘾，吸烟会使你不断产生尼古丁渴求，并不能有效缓解抑郁。

焦虑与抑郁交织状态下，你可能认为尼古丁可以帮你调控心情、缓解压力。然而，这种假设值得怀疑；如果症状复发，吸烟可能会加重负面影响。

你可能认为，抑郁状态下戒烟具有风险。戒烟是个脱瘾过程，而脱瘾会导致心情抑郁。有证据表明戒烟会对心情造成消极影响。因此，可以控制抑郁后再开始戒烟。但是我发现，战胜抑郁后许多人一直拖延戒烟，担心抑郁会复发。

相关资料可以证明，吸烟能造成早逝等消极后果，拖延戒烟可能导致严重后果。我建议寻找最适合自己的戒烟方式，并付诸实践。如果你抑郁的同时还存在逃避心理，那就坦然接受。这或许还是一大优势。你可以行动起来，将这两种症状同时消除。

先下定决心戒烟，这样你就有了利用活动疗法消除抑郁的机会。如果你想吸烟，总是下意识地伸手拿烟，就仔细听脑海中那个命令你吸烟的骗子说了什么。刻意去关注这个声音并与之抗争，这样你就走上了戒烟之旅。你可能会听见一个反对的声音："吸烟是为了快乐，没有人能阻止你。"你可能还会听见一个哭泣的声音："你需要抽支烟冷静一下。先点上一根，戒烟以后再说。"不管听到什么声音，识别这种形式的成瘾思维是摆脱尼古丁束缚的起点。

如果你决定戒烟，以下是几点认知与行为技巧：

○ 成本分析。看看吸烟有多大花销。很显然，戒烟能帮你省下一大笔钱。如果每天吸烟的花销是 8 美元，一年下来可以省 2920 美元。用这笔钱能不能做一些更有益的事？（有些人把省下的钱放进存钱罐，每周都攒下一点。看着罐子里的钱越来越多，会感觉这一切都是值得的。）

○ 逃避症状只是暂时的，通常两周之后就会消失。知道这是一个限时事件能提升你对该过程的容忍度。

○ 考虑使用尼古丁贴。这样可以缓解突然戒烟的剧痛。

○ 定期锻炼。体育锻炼可以提升内啡肽水平，而内啡肽增多可以替代尼古丁。与此同时，你还可以缓解缺乏锻炼和吸烟导致的气短气促。

○ 制订计划。戒烟的生理反应大约持续两周，而心理反应通常会更长一些。一段时期内，你仍会将吸烟与每天的某些时间点、某些时间段、喝咖啡、备考、某些心情和相关感官体验联系在一起。为上述每个心理诱发因素制订矫正计划，并坚持执行。

反向五分钟法

反向五分钟法是指与自己达成协议，每当产生破坏欲时，推迟五分钟再去执行。该方法适用于所有潜在无意识行为，如一片接一片地吃薯片，或一罐接一罐地喝啤酒。以下是该方法的原理。每当你产生某种冲动时，先等五分钟。五分钟结束后，再决定是否继续等五分钟。该方法可以为冲动消退争取时间。

运用 ABCDE 法消除低挫折耐受力思维

你错过了飞机，感到沮丧，告诉自己简直无法忍受。但无法忍受的到底是什么？是无法忍受错过了飞机？还是无法忍受不喜欢的事？抑或是无法忍受造成的不便？如果你告诉自己再也无法忍受抑郁，那到底是抑郁的哪些方面让你无法忍受？

以下ABCDE法将告诉你如何克服"我无法忍受"的低挫折耐受力想法。

激发事件（经历）："抑郁。"
对于事件的理性信念："心情不悦。我想摆脱这种感觉。但抑郁的的确确存在，该过去的时候才会过去。"
理性信念的情绪和行为结果："接受不悦心情。避免抑郁雪上加霜。"
非理性低挫折耐受力信念："我无法忍受。抑郁的感觉太过剧烈。"
非理性低挫折耐受力信念的情绪和行为结果："沉溺于抑郁心情。为抑郁而感到痛苦。对挫折的耐受力降低。"
驳斥非理性低挫折耐受力信念：（1）"为什么我无法忍受不喜欢的事物（抑郁心情）？"参考答案："我能忍受，因为我已经忍受了。但我仍然不喜欢抑郁的感觉。"（2）"到底是什么太过剧烈？"参考答案："是我认为自己抑郁了太久的想法。然而，沉溺于不愉快的感觉通常会让痛苦更持久。我会努力接受抑郁，尽管它能削弱意志、造成不悦，但终究会过去。我会竭尽全力，在抑郁的暂时束缚下继续生活。"
驳斥效果："接受了抑郁心情和沮丧感受。摆脱了抑郁之外的第二层精神痛苦。头脑变得清醒。不再沉溺于抑郁心情。形成乐观心态，相信可以通过理性推理战胜抑郁。对挫折的耐受力提高。"

如果你抑郁的同时还伴有低挫折耐受力思维，可以运用下述表格指引自己厘清并战胜该思维。

激发事件（经历）：
对于事件的理性信念：
理性信念的情绪和行为结果：
非理性低挫折耐受力信念：
非理性低挫折耐受力信念的情绪和行为结果：
驳斥非理性低挫折耐受力信念：
驳斥效果：

终结抑郁计划

关键理念（本章中你认为最有帮助的三个理念）：

1. _____

2. _____

3. _____

行动步骤（你认为有助于克服抑郁的三个步骤）：

1. _____

2. _____

3. _____

执行过程（如何执行上述步骤）：

1. _____

2. _____

3. _____

实施结果（有什么可利用的收获）：

1. _____

2. _____

3. _____

第四部分

巩固积极变化的特殊策略

规划行动，稳定生活。运用有效奖励。

通过锻炼改善心情。注意饮食，保持健康。

改善睡眠质量，提高生活水平。运用反向形象化法恢复精力。

建立牢固的自我概念。打破完美主义、拖延和抑郁之间的联系。

建立共情关系。预防人际关系阻碍焦虑。

管理亲密关系。寻找友谊，避免孤独。

运用著名的多模态疗法消除抑郁。

以自信沉着预防抑郁。

增强耐受力，积极接受自我，保持平和心态。

第 17 章

运用活动规划战胜抑郁

抑郁状态下，你可能拖延逃避，平时能带来快乐的活动，比如读报纸或与朋友聊天，现在却避之不及。为日常生活安排一些愉悦的活动，从而改善思维、心情与行动，快速回归抑郁前所享受的状态。

心理学家皮特·莱温森和俄勒冈大学的同事们率先发明了行为激活法，通过增加愉悦活动、减少抑郁活动帮助人们对抗抑郁。根据该方法，需要为活动安排创建奖励。行为激活法获得了大量研究支持。

该循证方法帮助饱受抑郁折磨的人减轻了症状。如果抑郁周期性复发，活动规划法或许能让你更长时间免于抑郁苦痛。

奖励自己

活动规划属于行为疗法，即为自己规划对抗抑郁的活动。为活动设置奖励可以增强执行活动的意愿。本章将介绍我个人的活动规划方法。

行为疗法常常借助奖励激发行为变化。奖励有助于弥补缺陷、减少过度行为。如果你觉得未来一片渺茫、没有出路，那么无疑产生了缺陷思维。为消除这种缺陷，你可以思考积极的替代观点。封闭自我属于一种过度行为，应该减少独处的时间。下面的表格阐释了如何利用奖励增加或减少某些行为。

需要增加的行为	进步奖励	需要减少的行为	进步奖励
解决与家人的分歧。	喝一杯精制咖啡。	郁郁寡欢，向家人抱怨。	克制抱怨。成功后，每隔3小时赏鸟15分钟。
思考积极的替代观点。	观看最喜欢的新闻节目。	封闭自我。	与他人共度时光。成功后，去图书馆借一本最感兴趣的书。

奖励存在积极与消极之分，二者会产生不同效果。

积极奖励

积极奖励是能让你产生舒适感的经历。若想发挥积极奖励的作用，必须用其鼓励你想增加的行为。例如，如果挠一下鼻子就可以获得20美元，你很有可能挠个不停。这里金钱奖励起到了强化刺激的作用。如果锻炼身体后心情有所改善，锻炼就会得到强化。

关键在于什么样的行为应该受到奖励。如果你拖延过后感觉如释重负，这种释怀感只是一种虚假的奖励。如果你借助烟酒暂时缓解抑郁，并且取得了效果，其实也是在给自己虚假的奖励，这只会让你对压力的承受能力越来越低，也会阻碍你采取行动克服抑郁。因此，必须明白自己是在奖励何种行为。选择强化内容时需要小心谨慎。

你不是没有意识的机器，并非所有奖励都要追逐。面对积极奖励时，你也可以选择无动于衷。而且抑郁状态下，积极奖励也可能显得没那么积极。但是，如果某些建设性活动有助于治疗抑郁，坚持奖励计划实际上也属于严于律己的建设性活动。

消极奖励

我们生活中都存在一些想要摒弃的消极因素。如果消灭消极因素后你感到舒适，这就叫消极奖励。你之所以感觉良好，是因为克服了消极情绪。

消极奖励普遍存在。如果吃一片阿司匹林就能治好头痛，下次头痛时你可能还去吃阿司匹林。有时你想集中注意力工作，于是关掉了电视，如果没有这种干扰你可以更高效，那么这也是一种消极强化。挑战某个抑郁想法时，你证明了它并不属实，从而获得了释怀，这样挑战自身思维的行为就得到了强化。

单单一个消极奖励可能无法扭转轻度或重度抑郁的势头。然而，很快你就会发现，消除生活中的消极因素能为你的情绪和生活带来益处。这种意识能够激励你持之以恒，即便产生拖延想法也能坚持。（第二部分讲述了许多剔除消极思维进而受益的例子。）

> 积极采取行动，努力赢取相应奖励，形成良好势头，用活动疗法对抗抑郁。

抑郁状态下，新的心理、社会和环境压力层出不穷。过去你可能和伴侣保持着良好关系，现在却产生了矛盾。成绩下滑让你感到压力巨大。抑郁前你马上就要加薪，但现在完全没了希望，金钱损失又进一步加重了抑郁。这些压力会干扰你坚持积极活动，阻碍你赢得奖励。

如果新的压力进一步削弱了你体验正常奖励的能力，那就行动起来根除或减轻这些压力，为释怀创造机会。

本章余下部分将探讨如何利用活动规划强化抗抑郁行为，进而获得释怀。首先，你需要创建一个奖励商店，用来储存完成抗抑郁活动后给予自己的奖励。

创建奖励商店

奖励商店中应该存放能够改善心情的奖励。每完成一项抗抑郁活动，从中选择一个奖励自己。以下是奖励商店的用法说明：

○ 奖励应该随时可得、易于获取且具有情绪价值。

○ 尽量缩短大多数奖励的获得周期。周期越短，越能激发大脑－奖励回路。但是长期奖励也必不可少，如每周利用80%或更多时间坚持活动计划。

○ 短期目标奖励可以更注重感官体验，如在冬天洗个热水泡泡浴，或在夏天到泳池冲凉。

特别注意，奖励也可以是平时喜欢的事，但只在完成某项活动后才可以去做。这就是普雷马克原理的精髓所在。下面我们将对该原理加以探讨。

普雷马克原理

心理学家大卫·普雷马克发现，可以利用某些日常行为奖励意欲强化的行为。为收集相关信息，首先可以记录下自己想做什么或喜欢做什么，如阅读心仪专栏作家的文章，或喝一杯巧克力牛奶。接下来几天，你可以创建一份活动记录，列举出正在体验的活动。

该原理的核心在于，为每项抗抑郁活动匹配一项奖励。如果你经常读报纸，可以将读报纸与某项抗抑郁活动匹配起来。例如，只有在强迫自己联系朋友后才能阅读心仪专栏作家的文章，以此提高社交频率。

假设你决定花20分钟写出抑郁想法，使其更加可视化且有助于自我提问。你知道应该这样做，但一直拖延。假设你还喜欢观赏热带鱼，可以把这项活动作为奖励，鼓励自己记录抑郁想法。

1. 选择某个时间开启你的抑郁想法记录。

2. 花20分钟记录抑郁想法。

3. 20分钟后，观赏热带鱼10分钟。

通过这样的意识练习，如果你觉得抑郁思维有所缓解，那么完成这项活动后你就获得了双份奖励。

如何运用普雷马克原理？

利用以下表格规划抗抑郁活动，并为每项活动设置相应奖励。然后执行活动，赢取奖励。

抗抑郁活动	日常积极活动
例如：将抑郁想法写进日记，并花20分钟提出质疑。	赏鱼10分钟。

认知－情绪、感官和物质奖励

我一般将认知-情绪、感官和物质奖励放入奖励商店。认知-情绪奖励涉及思维和情绪两个方面。就思维奖励而言，你可以想象自己身处一个平静祥和的地方。例如，我的房间里满是天使。如果能待在那里，甚至仅是想象一下，就会感到心情舒畅。感官奖励是指能够影响五种感官的奖励，可以是雏菊的香气，也可以是丝绒的触感。物质奖励是指具有实际价值或特殊意义的事物。物质奖励并不需要太过珍贵，买一个工具或为手表装一块新表盖即可。下面的例子说明了如何创建认知-情绪、感官和物质奖励商店：

奖励	认知 - 情绪	感官	物质
短期	看一个颜值高的人的照片。一个人的时候，大声朗读你最喜欢的诗。	洗一个舒服的泡泡浴。到公园散散步，看看新奇的事物。	找一个笑脸纽扣并佩戴上它。到你最喜欢的餐馆吃一顿午餐。
长期	读一本心仪作家的小说。出门拜访一位近亲或好友。（这是一项源自古埃及时期的活动，今天依旧流行。）	做一次专业按摩。到一个封闭园区观赏蝴蝶展。	买一套新衣服。买一台平板电视。

可以利用具备科学依据的奖励缓解抑郁。例如，按摩对于一小部分抑郁患者来说十分有效。按摩可以减少压力荷尔蒙，增加神经化学物质血清素和多巴胺，进而缓解抑郁心情和伴发症状。神经影像结果显示，观赏美丽面庞可以激发大脑的奖励中心。找一个文件夹专门用来存放美照，用以奖励自己。

你会发现，奖励就像中餐菜单上的菜品，一个比一个诱人。因此，应选择最适合自己当前状况的奖励。

为奖励商店备货

运用以下表格列举出你的认知-情绪、感官和物质奖励。

奖励	认知 - 情绪	感官	物质
短期			
长期			

运用每周计划

每周计划的想法源于普雷马克原理，即规划自己喜欢的定期活动，以奖励意欲强化的行为。这样做是为了让日程更具规律性，并为抗抑郁活动做好规划。

每周计划应包含日常活动，如洗澡、化妆、穿衣、吃早餐和锻炼，同时还应设置其他本周计划内的事情。可以为每个活动分配一段固定时间，如上午8:30到9:30去散步。每完成一项活动，用笔画掉一项。（可以将计划打印出来，这样每周都会有一个新清单。）

每周计划

按照规划好的顺序列举出重要的日常安排（活动），并为每项安排设置一个奖励。下面的表格在最左列给出了日常活动与奖励样例。

活动	周一	周二	周三	周四	周五	周六	周日
洗澡（奖励：脸部按摩）。							
穿衣（奖励：读一章小说）。							
吃早餐（奖励：吃早餐时喝一杯茶或咖啡）。							
上午 8:30 到 9:30 去外面散步（奖励：读新闻）。							

每完成一项活动就在上面打钩。为满足视觉体验，打钩的荧光笔可以使用你最喜欢的颜色，从视觉上承认你取得的成就。

如果实际进度比你希望的慢，或者偶尔跳过了某些活动，为鼓励自己，可以在整个周计划结束后为自己设立一份大奖。只要能完成一定比例，比如80%，就可以获得这份大奖。大奖可以多种多样，比如看一部精彩的电影。

制订特殊责任活动规划

活动规划能够提醒你需要做什么。假设你要出席一个会议，出发前可以先规划好要做的事，并为每件事设置一份奖励。

维持正常经济状况对于许多抑郁患者来说都是件难事。有些必要经济活动发生频率并不高，如订购新支票。而有些可能每周都要进行。请注意，下面的个人金融活动安排包含了具体时间与规定日期，也写出了每项活动对应的奖励。

活动	时间与日期	是否完成	完成奖励
从银行订购新支票。	周一下午 1:00 前		到花园种花。
在银行设置自动支付计划。	周一下午 1:00 前		到树荫下乘凉。
每周至少向储蓄账户存入五美元。	周五下午 1:00 前		买一本最喜欢的杂志。
收到支票的 48 小时内将其存好。	视需要而定		给朋友发一封邮件，问问近况如何。
每月偿还两次贷款，每次支付一半，以此减少利息。	月初和月中		每次完成支付后，读一首心仪诗人的诗。

心情低落时，你可能会逃避特殊场合，如父母、朋友或孩子的生日聚会。可以运用特殊责任活动规划处理。

特殊责任活动规划

运用以下表格，列举出为完成某项特殊或正在履行的职责，你需要进行的活动、规定的时间和日期，以及完成活动后的奖励。每完成一项就在上面打钩，奖励自己的努力和成就。

活动	时间与日期	是否完成	完成奖励

避免过度规划

随着抑郁逐渐得到缓解，你或许认为需要赶上落下的进度。这时，你可能会过度规划。

不必像发电机那样，努力弥补失去的时间或机会。某些活动可能已经错过时机、意义不大，抑或不再是急需或必需之举。"不要贪多嚼不烂"说的就是这种情况。不必去弥补失去的时间。把抑郁想象成受伤的腿，如果刚开始康复，想必你一定不想去跑马拉松吧。去做当下对你来说最重要的事，集中注意力。

运用反向形象化法获得奖励

巴基斯坦拉合尔前旁遮普大学临床心理学中心教授兼主任诺欣·卡恩-拉赫曼博士提出了治疗抑郁的重要技巧：针对"心情低落、郁郁寡欢、缺乏自信的患者"，卡恩-拉赫曼建议每天运用反向形象化法缓解症状：

先回答一个问题："什么能带给我快乐？"以快乐程度为标准，从高到低为这些活动排序。活动可以是打网球或读书。接下来制订一个短期日常目标，每天都可以付诸行动去实现这个目标，进而改善心情。选取特定能带给你快乐的活动，作为实现目标途中完成每个行动步骤的奖励。把你为实现目标而进行的活动写进日记。创造一个努力实现目标、竭力追求幸福的自我形象。（并不一定局限于初始目标。随着生活发生变化，逐步修改你的目标。）

传统形象化方法中，你首先需要构建形象，然后再聚焦行为。而上述方法属于反向形象化。你首先付出行动，然后将这种生活体验与积极形象联系在一起。下面是具体操作步骤：（1）首先做方形呼吸，即吸气四秒，屏息四秒，呼气四秒，休息四秒，重复上述过程两分钟。（2）感觉放松后，开始反向形象化练习。想象自己正在做你已经做过的事：一步步实现目标，完成每个步骤后领取能让你快乐的奖励。如果网球能给你带来快乐，想象自己在打网球比赛，也可以想象自己在读心仪作家的作品。（3）现在，集中精力体验产生的所有积极感受。（4）每天进行该练习15分钟，并记录进行过程中和刚刚结束后的感受。

> 把握好节奏。没有任何普遍法则规定，抑郁状态下你必须争分夺秒地弥补所有损失的时间。

反向形象化练习过程中，你必须随时调整行动和奖励。这会给予你崭新的形象材料以供思考。坚持30天，形成将积极情绪与积极活动联系在一起的强劲势头，看看心情是否会有所改善。

还有两项额外练习。第一项为：写下抑郁时脑海中浮现的消极想法。每天在不同时间重复方形呼吸练习。但不同的是，想象每次呼气时都能把消极想法呼出大脑。

第二项为：思考"我是谁"。心情舒畅时，列举出你认为最能代表你的特点，如行为、情绪、天赋、价值观和特质等。以其重要性为标准，从高到低排序。之后进行方形呼吸练习。过程中，想象自己正在展现最为积极的特点。

我发现，反向形象化练习能够带来正能量、提高能动性、构建积极自我概念，以及识别消极与积极情绪之间的"认知"联系。发现联系后，我的病人逐渐学会利用相关信息，建立起对自我的积极掌控感。

终结抑郁计划

关键理念（本章中你认为最有帮助的三个理念）：

1. _____

2. _____

3. _____

行动步骤（你认为有助于克服抑郁的三个步骤）：

1. _____

2. _____

3. _____

执行过程（如何执行上述步骤）：

1. _____

2. _____

3. _____

实施结果（有什么可利用的收获）：

1. _____

2. _____

3. _____

第 18 章

改善心情的行为方法

本章我们将探讨体育锻炼、合理饮食和睡眠等方法，用以改善心情、保持健康。众所周知，这些方法谈来容易，但要真正落实到行动上，即便对身心健康的人也极具挑战性。

除了心情抑郁和萎靡不振，拖延也可能成为障碍。这也解释了为什么人们在这三个方面失败率极高。本章将学习运用第5章了解到的概念，助你克服健康问题上的拖延，迫使自己采取必要行动，维持或改善身心健康，持之以恒，最终战胜抑郁。

适度锻炼以控制情绪

锻炼在克服抑郁方面的效果已经得到了证实。此外，锻炼还会为健康带来额外益处。洛克菲勒大学教授布鲁斯·S·麦克尤恩提出了两个克服和预防抑郁的窍门，第一个便是通过锻炼改善身心状况。他如是解释道：

"压力山大"意味着你不堪重负，产生无法应对生活的负面感受。这会引发暴躁、愤怒、无助等多种情绪，也可能导致不健康生活习惯，如睡眠障碍、嗜烟、酗酒、暴饮暴食、疏于活动或疏离亲朋等。上述行为会增加适应负荷，即面对过度压力和与压力相关的不健康生活方式时，身体遭受的"损耗"。除健康饮食、控制卡路里摄入量、控制酒精摄入量和戒烟外，还有两种方法可以有效减轻适应负荷。

第一种方法是定期进行体育锻炼，但不是像马拉松运动员那样接受高强度训练。每天散步一小时，每周至少五天即可。实践证明，这是能够改善身体状况的最低运动量，可降低2型糖尿病发生率，并使海马体产生新的神经元。海马体是大脑中关乎日常事件记忆、空间定向能力和情绪调节的部分。体育锻炼能够改善心情，是最好的抗抑郁剂之一。通过体育锻炼，记忆力和决策力都可以得到提升。但如果不强迫自己开始并坚持锻炼，这些益处也注定与你无缘。

第二种方法是社交支持与融合。社交支持是指与朋友家人相处带来的益处，社交融合是指在某个社区或群体的融入感，与群体有着共同的目标和问题。

上述两种方法经证明均可有效提升睡眠质量和总体健康状况。

何种体育锻炼适合自己？

你可能会问：应该采取哪种锻炼方式？应该持续多长时间？根据经验，应选择一项身体承受能力之内的运动，且不会造成过多负担。如果你对自己的身体状况心存疑虑，担心锻炼过程中受伤，计划锻炼前先去做一次体检和压力测试。

制订锻炼计划时需要考虑以下四个方面：类型、频率、地点和强度。

类型：选择感兴趣的锻炼形式，如游泳、划皮划艇、骑单车、跑步机慢跑或慢走、爬楼梯、划船、转呼啦圈、打网球、打高尔夫或举重等。关键在于，根据当前身体条件、健康状况和年龄大小，将心率提升到合理水平，同时保证合理的持续时间。

频率：每天运动30分钟情绪就有可能得到改善。情绪改善后，坚持锻炼的态度和意愿也会增强。如果以五到十分钟时间段，每天累计完成半小时锻炼，那么就足以达到健身目的和起到保健作用。不过，如果每天散步时长达到一小时，效果更佳。

地点：可以独自锻炼，也可以将锻炼与社交（有氧运动或舞蹈课）相结合，或二者兼顾，在可提供体育器材和专业指导的健身机构进行。

强度：低强度锻炼可能更容易接受。每天起床后进行轻度锻炼，心率保持在高于正常水平20到30次，持续20分钟。不管是有氧运动（散步、游泳或骑单车）还是无氧运动（进行负荷训练和伸展运动），都可以有效改善情绪。

实践证明，锻炼是消除和预防抑郁的有效方法。关于最低和充足运动量的研究已有很多。虽然本书基于现有研究提供了指导意见，但你仍应通过实验找到最适合自己的强度。

适度锻炼可以减轻疲乏感、提升体力、强化免疫系统、缓解抑郁痛苦，并激活大脑负责提升管控功能和记忆力的区域。越早开始效果越好。

锻炼计划

为发挥定期锻炼的益处，制订好锻炼计划并坚持执行。

类型	
频率（天数及次数）	
强度	
地点	

将锻炼作为一项活动进行规划

将锻炼视为优先事项，做好锻炼规划。每天选择一个时间进行锻炼。只要成功坚持了计划，就从奖励商店选取一项奖励鼓舞自己。每次完成锻炼后立马奖励自己。

每天不必花相同时间进行相同的锻炼。可以第一天锻炼一个小时，第二天二十分钟，然后重复这样的节奏。也可以今天骑单车，明天去散步。

锻炼计划

写下你准备进行的锻炼类型、执行时间和成功坚持计划的奖励。

锻炼	类型	时间	奖励
周一			
周二			
周三			
周四			
周五			
周六			
周日			

克服拖延

经济发达国家的居民越来越习惯久坐，他们罹患抑郁的风险更高。有些探讨锻炼积极作用的研究虽然广为人知，但并未过多提及如何改变久坐趋势。

抑郁状态下，你会感到悲观情绪高涨、身体缺乏精力，这时开始锻炼无疑困难重重。但与此同时你又多了一个动机。你不仅是在强身健体，也是在缓解抑郁造成的痛苦。锻炼也可有效预防抑郁复发。然而，计划即使再完美，如果拖延也是徒劳。

本书的认知行为疗法能借助体育锻炼，帮你克服拖延、提升效率。

进行成本效益分析

成本效益分析并不难。对比拖延与积极行动的短期和长期益处。虽然对比可能不会改变现状，但可以激发思考，启示你做出有益行动。下面是一个例子。

益处	锻炼	拖延
短期	克服惰性、激发活动欲望。 在从久坐转向锻炼的过程中，自信心会逐渐增强。 表明拥抱健康生活方式的意愿。 用现实乐观主义对抗抑郁悲观主义。	避免锻炼造成的麻烦，如动身前往运动地点、努力运动，以及不确定是否会获得满足感。
长期	永葆青春。 增强对压力的耐受力。 注意力更加集中。 促进心脏功能。 预防2型糖尿病。 提升内啡肽分泌水平，改善心情。 预防骨质疏松。 用美好心情战胜抑郁。 提高效率。 燃烧卡路里。 塑造苗条身材。 提升健康水平。 避免久坐的潜在影响，如失去梦想。	避免锻炼造成的麻烦，如动身前往运动地点、努力运动，以及不确定是否会获得满足感。进度一旦落后，你可能压力更大。拖延将导致事情越积越多。这样下去你会感觉不堪重负。

以下是锻炼的另外两点短期益处。不管是有氧运动还是无氧运动，运动后的一段时间，情绪一般都会有所改善。在跑步机上慢走25分钟，重度抑郁女性患者一般会立即感到抑郁思维有所减轻、情绪有所改善。每天坚持锻炼，抑郁越严重产生的积极改变就越大。

锻炼成本效益分析

做一下自己的锻炼成本效益分析。分别写下锻炼和拖延的短期及长期益处。

益处	锻炼	拖延
短期		
长期		

消灭拖延借口

做完成本效益分析，你会发现适度锻炼是对抗抑郁的合理选择。然而，你可能想等到情绪好转后再开始锻炼。以下是几个常见拖延理由和相应矫正思维：

拖延理由	矫正思维
"不方便。"	短期来看确实不方便。但目光应该放得更长远些。想想运动的好处。和生活中其他大多数有价值的事物一样，好处都是争取来的。努力锻炼争取好处，还是逃避锻炼带来的麻烦？哪个更重要？
"锻炼需要付出努力。"	锻炼确实需要付出努力。但这又如何？如果想毫不费力地生活，注定会自食其果。但如果选择另一条路，用努力赢取回报，那么就走上了正确的道路。
"去做我无法坚持的事没有任何意义。"	抑郁确实会导致失败主义情绪，但这种论断只有你让它成真时才会成真。
"抑郁状态下，我很难凝聚起动力。"	确实如此，但只要采取应对措施，用实际行动改善情绪，想抑郁都难。
"如果在健身房锻炼，跟其他人比起来我会显得状态很差。"	所有在健身房锻炼的人身材曾经都很差。有些人可能比现在的你还差。但大多数人都愿意坚持锻炼，改善身体状况、维持健康状态。
"我注定会失败。任何试图改善身体状况的努力都是浪费时间。"	你应该积极行动，而不是沉溺于消极情绪，错误地认为锻炼是无效矫正预防措施。要从事实中获得证据，根除绝望思维。

矫正思维练习

如果听见自己说："我太忙了，没时间锻炼，日程都排满了。"立即摒弃这些理由，寻求更好的解决办法。列出拖延原因并矫正你的思维。

拖延理由	矫正思维

拒绝逃避不适感

逃避不适感是拖延锻炼的常见理由。一旦出现该心理，你将默认去做更容易、更安全的事。假如你向往锻炼的好处，有充足理由相信锻炼能帮你减轻抑郁，但与此同时，你沉溺于消极感受，注意力因此被转移。

你走到一个十字路口，既可以选择付诸行动，也可以选择继续沉溺，这就是典型的双重目标困境。你想得到锻炼的好处，但也想避免随之而来的不适感，你认为自己筋疲力尽时更是如此。这就是你所面临的困境。

这种情况下，你会十分纠结。锻炼需要付出努力，会造成不适感，因此原脑（本能反应）劝你不要去锻炼。但你知道锻炼能带来长期益处，因此理性劝你去锻炼。这时你可以各退一步，思想上接受锻炼会造成不适感的事实，赞成原脑的想法，但行动上跟随理性的召唤。

下面提供了更多促进锻炼的方法：

○ 即使不想锻炼也强迫自己去锻炼。

○ 接受逃避的欲望会持续一段时间的现实，但终会消失。

○ 不要躺在沙发上坐等运动的冲动，骑上单车，在去健身房的路上将分心欲望磨灭。

○ 拒绝接受重度抑郁的论断，拒绝接受无法去锻炼的论断，拒绝接受锻炼毫无价值的论断。相反，把上述思维当成假设。哪怕行动再微不足道，也要去积极验证这些假设。

坚持不懈

我已经坚持锻炼超过40年。这40年间，我想不起哪次是期待去锻炼。健身房里，我经常想着缩短锻炼时间，但从未这么做过。锻炼过后我也不感觉激动，然而我知道锻炼能带来好处，这是我一切行动的指引，我督促自己坚持下去。

如果我等到想锻炼时才去锻炼，现在的身体状况一定很差。相反，我身体力行给他人建议。要明白，不锻炼就永远无法享受锻炼的好处。

2011年7月24日，美国心理协会数据库列出了超过15505份有关"体育锻炼"或"体育活动"的文件，但其中只有9份提到了"拖延"。而拖延可能是锻炼的最大障碍。不过，你可以学着越过这道障碍。

坚持下去，你或许会发现，锻炼可能没你想的那么糟。即使真有那么糟，你也已经开始从锻炼中受益了。你用一种健康的压力，取代了自我欺骗、拖延逃避带来的双重困境，避免了活动欲望低下造成的无精打采，提升了改善身心健康的可能性。

非节食减肥计划

节食是古希腊一种治疗抑郁的方式。两千多年前，医生可能建议你改善饮食以缓解抑郁。

抑郁状态下，你可能食欲不振，也可能吃得太多。你或许会以暴饮暴食的方式，让心情暂时得到缓解。但其实可以利用非节食计划，妥善处理各种各样的饮食问题。非节食计划旨在对日常饮食进行调控。可以借此同时克服暴饮暴食和食欲不振两个方面的问题，顺便还能增重或减肥。非节食计划十分简单。适量吃一些你喜欢的食物，补充必要营养物质，保持膳食平衡。不管是否抑郁，这都是个值得保持的好习惯。

非节食计划有一个特征：每天摄入定量卡路里，能大致维持期望体重。按照计划执行，体重将逐渐（随时对计划做出调整）趋于平稳状态，大致达到目标体重。坚持计划，你就可以将体重保持在期望范围之内。

假如你是一名女性，年龄40岁，身高165cm，体重70kg，定期适度锻炼。这样，每天摄入2100卡路里就可以将体重维持在70kg。如果你的目标是减到60kg，那么每天的摄入量需要降到1919卡路里。

你可以对饮食稍作调整，每天摄入大约1919卡路里能量。例如，少吃两片营养面包，这样就能减少250卡路里。按照这个速度，大约每10到12天就可以减掉0.5kg，不过后续速度将会减缓。如果你想增重4.5kg，反向操作即可。要注意，应根据自身年龄、骨架和能达到并维持的目标，确定最为合理的目标体重。

有了计划，你就不必苦恼如何控制正确的进食量，以达到特定能量摄入量。有必要了解一下各种食物的能量含量，相关信息在书中和网上都可以轻松获取。但是，减肥计划很难做到完美无缺，执行过程中应随时调整。

只要吃得合理，吃什么都没关系。例如，人们通常认为地中海饮食较为健康。实验证明，地中海饮食属于控制体重型饮食，可有效预防冠心病和2型糖尿病。不管什么饮食方式，健康的关键都在于"平衡"和"适度"。

不管是否抑郁，利用非节食计划达到并维持目标体重，都可以降低节食与增重循环往复的风险。严于律己、坚持不懈，最终将达到目标体重。随着运动水平或健康状况发生改变，需要适当做出调整。如果不想退回之前的功能障碍性习惯，必须做到持之以恒。

持之以恒

即使在非抑郁状态下，我们也难以像机器那样准确无误地运作，最多只能在一定时间和条件内，以合理程度的韧性坚持下去。不过这已经够了。

当你尽力准备以合理程度的韧性坚持下去时，你的思维就已经转向战胜抑郁的方向。抑郁状态下，能做的事自然会比平时少。你可能会更频繁地陷入泥沼。抑郁减轻之前，这些都是你的新常态。但是，只要积极掌握战胜抑郁的步骤，你就能增强定力、提高韧性、积累起更快克服抑郁且防止复发的行为资源。

提前计划

节食是锻炼毅力的好机会。进食是人的自然冲动，所以坚持节食计划并不容易。

你可以提前收集有关节食和进食的信息，让自己做好准备。

○ 查明健康饮食背后的事实和科学道理。

○ 制订非节食计划，将获得的信息运用其中。

○ 根据自身情况，计划好每天或每周的饮食，并写进活动规划中。

将计划变为现实。

奖励自己

坚持理应得到奖励，这是促使自己持之以恒的有效方法。

○ 成功坚持计划后，吃完一顿饭就给予自己奖励。（吃了一大块巧克力蛋糕或其他高热量食物除外。）

○ 达成每周目标后，给予自己一份大奖。达到目标体重后，给予自己更大的奖励。

○ 每坚持一个月，同样给予自己奖励。

如果有大量证据证明，你已经养成了新的饮食习惯，逐渐停止奖励。这时，新奖励可能更发自内心，源于自信沉着的心态。

衡量结果

为提高发生积极改变的概率，密切记录你正在做的事和结果。例如，每几天称一次体重可能比每月称一次效果更好。如果按照非节食计划，规定的能量摄入量需要分配到三餐，可以每餐过后检查自己的表现，看看是否成功坚持了计划。

上述做法可以直接获得反馈。还可以基于执行结果做出调整，逐渐形成最适合自身目标和能力的计划。

重视饮食

苏格兰诗人罗伯特·彭斯在《致老鼠》中有句名言也适用于健康饮食："不管是人是鼠，即使最如意的安排设计，结局也往往会出其不意。"正如体育锻炼，控制体重也是一项巨大挑战。回到从前的麻烦境地很容易，因此你会觉得控制体重十分困难。许多因素都会阻碍你保持良好习惯。你对美食有着天然的冲动和欲望。压力大的时候，你或许想放弃非节食计划，这样最终很可能再次陷入双重目标的拖延困境。

你拥有一个目标，但同时还有另一股冲动把你拉向另一个方向。满足这种冲动就是你的第二或者说默示目标。假如你的第二目标是逃避不便和不适感，那你就面临典型的双重目标困境。你可以接受不适感继续改正坏习惯，也可以逃避不适感而放弃目标。如果选择了第二目标，你可能继续沉溺于暴饮暴食的坏习惯，重复着之前的麻烦。如果坚持第一目标，你终会达成心愿。

你不知道自己什么时候会面临如此困境，所以也不可能提前做好规划。但可以模拟产生冲动的情形，训练自己战胜它们。为此，我发明了理性情绪问题模拟法。下面是应用实例：如果你平时喜欢吃饼干，找时间端来一碗饼干放在面前。允许自己产生想吃的冲动，但刻意不去吃，直到冲动消失。之后把饼干倒进垃圾桶。接下来用喜欢的事奖励自己，如到花园摘花。

膳食补充

吃什么很关键。比方说，在食鱼文化圈中，如日本冲绳和格陵兰岛的因纽特人，抑郁和冠心病发生率相对较低。有确凿证据可以证明，鱼肉有助于预防冠心病猝死及缓解抑郁。

欧米珈 3 脂肪酸与抑郁

鱼类富含欧米珈3脂肪酸，这是一种重要的营养物质，但人体并不能自己产生。冠心病和抑郁患者体内的欧米珈3脂肪酸含量相对较低。维持充足欧米珈3脂肪酸可有效改善心情、缓解冠心病。

欧米珈3脂肪酸可有效治疗重度和双相抑郁。如果能维持充足的欧米珈3脂肪酸，3到4周就能看到明显改善。

每天至少摄入250毫克长链n-3多不饱和脂肪酸，或每周吃两次油性鱼类即可产生效果。不过这只是最低限度，每周吃三次及以上效果更佳。

沙丁鱼、鲭鱼和鲱鱼等油性鱼类，以及大比目鱼等冷水性鱼类均富含长链欧米珈3多不饱和脂肪酸。烤鱼比炸鱼效果更佳。鱼油胶囊也可以起到类似作用。

人们常说，鱼是健脑食品。这句话有一定道理，特别是对于老年人而言。有研究证明，多不饱和脂肪酸可提升认知功能。但也有数据支持反面观点。正反双方究竟哪个正确，我们拭目以待。

得克萨斯大学西南分校内科医生威廉·J.科诺斯二世博士提到，鱼油中含有两种类型的欧米珈3，均有助于缓解心脏病和抑郁。他建议人们可以自行尝试。如果你觉得欧米珈3有效，且更倾向于服用胶囊，可以主动向医生咨询，根据年龄、性别、种族和整体健康状况，确定应该服用哪个品牌、每次服用多大剂量。

贯叶连翘与抑郁

贯叶连翘是一种生长在野外的黄花植物，含有金丝桃和其他有助于缓解抑郁的成分。古希腊时期，人们将贯叶连翘作为抗抑郁剂，也用于治疗睡眠问题。

贯叶连翘在欧洲广泛作为抗抑郁剂使用，可有效缓解轻度抑郁、中度及较为严重的抑郁、重度抑郁和非典型抑郁，还可用于短期终结抑郁计划。

贯叶连翘具有类似惰性安慰剂的副作用，但通常没有不良副作用，潜在益处多于坏处。

欧洲相关研究支持使用这种价格低廉的草药，其成分已经标准化和得到认可。在美国，如果你想买贯叶连翘，市面上各种牌子可能成分不尽相同、质量参差不齐。美国相关药学研究表明，贯叶连翘除了安慰剂效用外并无其他作用。你可能需要亲自尝试，看看贯叶连翘对自己到底有没有效。

如果你正在服用医生开的抗抑郁剂，那么不建议同时使用贯叶连翘，否则可能导致血清素综合征，进而危及生命。此外，还有一些其他注意事项需要向医生询问清楚，如剂量、特性和药物相互作用等。

治疗失眠的行为方法

失眠是指难以入睡，或容易早醒且难以再次入睡。这些问题在重度抑郁患者中十分常见。非典型抑郁患者的睡眠时间可能比平时更长。有证据证明，嗜睡与肥胖及体重相关健康问题存在联系。晚上11点就寝、早晨7点起床可有效缓解该问题。

失眠与抑郁之间的关系是双向的。失眠会增加罹患抑郁的风险，同时也是抑郁的身体症状。曾有学者对约翰·霍普金斯医学中心的医学生进行了一项为期34年的跟踪研究，结果显示失眠学生罹患抑郁的风险是正常学生的两倍。如果失眠问题不能得到充分解决，抑郁复发的风险就会增加。

失眠人群数量在世界范围内不断增长。如果睡眠问题可以得到改善，抑郁情绪、抑郁思维和其他常见抑郁症状均会得到缓解。尽早解决失眠问题可提高生活质量、防止抑郁发生。

压力是抑郁和失眠的一大诱发因素，特别是对于喜欢胡思乱想、自我恐吓且难以入眠的人而言。睡个安稳觉可以消解压力认知的影响。认知行为疗法作为一种非药物方法，可有效缓解睡眠问题。

有些药物疗法经证明卓有成效。然而，如果你尝试过药物疗法，但未取得显著效果，或对某些药物有成瘾趋势，下面的认知行为疗法可帮你恢复健康睡眠模式。

改善睡眠的认知方法

有项重大研究探讨了睡眠问题和消极思维之间的关系。假如你担忧睡眠不足，害怕没睡好会影响正常表现，这份担忧就会让你分心。担忧引发的焦虑会制造不悦的唤醒感，让你始终无法入眠。以下是四种认知层面的应对方法。

夜深人静，负面想法纷至沓来，这时可以运用所学知识将其消除。过去的事情已经过去，胡思乱想徒添一层烦恼。运用本书前三部分介绍的方法，以正确视角看待类似问题。找到最适合你的方法，如保持客观看法、不做解释、不刻意放大、不以偏概全。

白天某个时段，可以运用平静练习法，写下消极想法，不去抗争，而是接受，哼唱出来。为每个消极想法想出一个积极方面。这种节奏变化可以促使你转变视角。晚上重复该练习。

粉色大象困境。想消除某个负面想法时，越是努力就会越感到痛苦。这就是粉色大象困境，即别人越是告诉你不要去想一头粉色大象，你反而越有可能去想。你或许会用紫色狐狸扰乱自己的想法，但粉色大象还是会存在于大脑深处。遇到这种情况，启用你的被动意志。被动意志是一种容许的态度。总结来说："如果我主动去想粉色大象，那脑海中出现粉色大象就不是什么问题了。"放弃控制自己的思想（控制思想属于主动意志），你反而会感到舒心。

形成应对视角。如果你是因为反复思索当天的困顿艰险而失眠，说明你应该在问题出现时就解决。如果你是因为预感明天会发生坏事而睡不着觉，那就反向思考，只去想最好的结果。

改善睡眠的行为方法

你可以自行实验，探索出最适合自己的方法。有许多基于证据的常识性行为方法可供尝试，例如：

○ 规律作息。感觉困倦时才上床睡觉。

○ 给身体睡眠暗示，如睡前听 15 分钟最喜欢的轻音乐。

○ 如果无法入睡，那就干脆起床。这是为了避免在床与失眠之间建立起联系。感觉困倦时再回到床上。

○ 如果你喜欢坐在沙发上看着电视入睡，几个小时后醒来，接着连续几个小时无法入睡，那么必须改变这种习惯。活跃起来，在正常睡觉时间前尽量保持清醒。

○ 将床与睡眠联系在一起。不要在床上读书、看电视或工作。如果非要躺在床上看电视，定时一小时内关闭，这样在浅睡眠阶段就更不容易醒来。

○ 每天晒半小时太阳。早晨去室外沐浴 15 分钟阳光，这样有助于生物钟的规律运行。

○ 每天下午适度进行一些有氧锻炼。很多专家建议，睡前两到四小时不要进行体育锻炼。但与此同时，也有研究表明晚上进行轻微锻炼有助于睡眠。你需要根据实际情况自行抉择。

○ 睡前七小时内避免摄入咖啡、可乐、茶、巧克力或其他含咖啡因食物。

○ 如果你是个烟民，睡前几小时内控制自己不要吸烟。吸烟有害健康，建议永久戒烟。

○ 睡前三小时内避免摄入酒精。晚上喝一杯红酒可能会让你感觉放松，更容易入睡。但身体分解酒精的过程中，睡眠可能受到影响。

○ 卧室保持良好通风，由于入眠后体温会下降，建议将室温维持在 18 到 20 摄氏度之间。

○ 睡前两小时左右洗个热水澡，这会让你感觉放松，而且两小时足够身体恢复正常体温。

○ 睡前按摩脚部十分钟，以此放松身体，达到助眠效果。放松肌肉，想象放松的画面，可以帮你消除影响睡眠的糟心事。

○ 减少影响睡眠的可控外界噪声。用白噪声盖过外界无法消除的声响。如打开某个当日节目已结束的电视频道，调低音量，这就是一种白噪声。

○ 睡眠中断时放松身体。

○ 相关专家建议，睡觉时头应朝向北方。这是因为，松果体受磁力影响会增加褪黑激素分泌量。我并不认为这样做能有什么用，但至少没有害处。

○ 如果你醒来后喜欢看一下时间，建议不要使用发光的表，这样就不必纠结失去了多少睡眠时间。

○ 从1000隔3个数字倒数。

○ 放一些轻松舒缓的背景音乐,尽量调低音量,音乐主题与休息和睡眠相关。

○ 计划在6点到7点之间起床。有证据证明,熬夜会增加罹患抑郁的风险。

○ 遇到睡眠障碍,我有时会找来一个小型LED手电筒,快速向眼睛照三次。这样会使我产生打哈欠的冲动,常常很快就能再次入睡。该方法没有任何科学依据,但至少能够说明,稀奇古怪的点子有时也会起作用。

褪黑激素与睡眠

褪黑激素是一种由松果体分泌的睡眠激素。松果体形如松果,只有豌豆大小,位于间脑顶部。据推测,明暗变化会影响松果体的褪黑激素分泌量,褪黑激素分泌量的变化又会调控人体24小时昼夜节律,从而影响睡眠。褪黑激素分泌量最高的时刻大约为凌晨两点。

少量褪黑激素可以改善睡眠状况。然而,没有实质性证据能够证明,保健品店售卖的或通过推销组织邮购的褪黑激素药片能起到任何效果。

美洲山核桃、香蕉、火鸡、大米、西红柿、燕麦、甜玉米、牛奶和大麦均富含色氨酸,据说可以提升褪黑激素水平。冥想也可达到类似效果。

拖延与睡眠

即使知道该如何养成健康睡眠习惯,也还是可能不愿去做。的确,重新沾染原来的坏习惯或坐等睡眠自动变好做起来更容易。这不值得你去赌，但大多数人都在这么做。

如果你迟迟不愿解决睡眠问题，下面这份活动安排可供参考，其中包括两种认知方法和两种行为方法。

改善睡眠的方法	拖延造成的干扰	克服拖延的方法	执行方法的奖励
摆脱粉色大象双重困境。	认为不可能消除这种想法，因此推迟采取矫正行动。	不去与想法抗争，坦然接受。	早晨醒来后，第一件事就是去看最喜欢的新闻节目。
摆脱为明天担忧的双重困境。	感觉对自己失去了控制，除了担心什么也不做。	为每个忧虑想法想出一个积极替代想法。	吃早餐时，在最喜欢的麦片中加入最喜欢的水果。
失眠时起床待五分钟。	对自己说起床太难了。	有项研究称，起床后再睡回笼觉更容易睡着。检验一下该说法是否正确。你可以这样想：继续思前想后永远不可能睡得着。	起床后先闻一闻玫瑰的香气。
坚持健康规律的睡眠计划。	先小睡一会儿，然后熬夜。	犯瞌睡时做一些轻度锻炼。	每次成功坚持计划后，洗一次热水泡泡浴。

睡眠计划

制订自己的睡眠计划并检验是否有效。

改善睡眠的方法	拖延造成的干扰	克服拖延的方法	执行方法的奖励

季节性情绪失调常发生在北方地区，约从夏至时节开始。患者会感到暴躁、悲伤和焦虑。睡眠问题也经常伴随季节性情绪失调发生。为缓解该抑郁类型，可以尝试消除随之而来的抑郁思维。光照疗法也可用于治疗季节性情绪失调。

光照疗法极具应用前景，可作为治疗抑郁的通用方法。孕妇更容易罹患抑郁，该方法也可有效降低孕妇的抑郁发生率。

针对季节性情绪失调，有专门的光照治疗体系。研究表明，照明度一万勒克斯的荧光灯（亮度约为正常室内光线的20倍）能够缓解季节性情绪失调。坐在离光源约80厘米的地方，每天接受上述强度的光照20到30分钟，两到三周后可产生积极效果。也可以戴一个浅红色眼罩，透过的微光也会起到类似作用。当然还可以在阳光明媚的早晨去外面散步，这样的锻炼还能带来额外益处。

终结抑郁计划

关键理念（本章中你认为最有帮助的三个理念）：

1. _____

2. _____

3. _____

行动步骤（你认为有助于克服抑郁的三个步骤）：

1. _____

2. _____

3. _____

执行过程（如何执行上述步骤）：

1. _____

2. _____

3. _____

实施结果（有什么可利用的收获）：

1. _____
2. _____
3. _____

第 19 章

避免完美主义陷阱

完美主义的定义十分广泛。力求卓越是完美主义，吹毛求疵、过分挑剔和控制欲强也是完美主义。更常见的是，完美主义者奉行高标准，要求自己、别人、环境或任何事情都不能有丝毫差池。追求这种苛刻的完美主义之人不仅是执着于细节，而且达不到完美标准就会心烦意乱。完美主义还是一种心理态度，可能导致不必要的紧张与压力。

这种情况下，完美主义想法与焦虑、愤怒等负面情绪和抑郁等心理状态相伴相生。完美主义就像一个麻绳球，五颜六色的线代表了"期望过高""畏惧失败""害怕拒绝""担心责备""焦虑不安""拖延逃避"等想法。

你不但会对自己说一些苛刻的话（"理应……""必须……"），还会杞人忧天（"糟糕""可怕""无法忍受"），二者均会增加罹患抑郁的风险。正如所料，消极完美主义错综复杂，与抑郁有着重大联系。

完美主义与自我价值

新派精神分析学家卡伦·霍妮是首批将要求、非理性诉求和神经性痛苦联系在一起的学者之一。她所说的神经性痛苦是指要求、焦虑和抑郁的思维模式。不过，将该概念发扬光大、造福大众的是阿尔伯特·艾利斯。

早期职业生涯中，阿尔伯特·艾利斯奉行理性情绪疗法。后来他发现，抑郁患者的思维模式中既包含完美主义，又涉及消极自我概念。他发现，伴随自我贬低想法产生的完美主义要求会导致抑郁。甚至坚信口欲滞留理论才是抑郁诱因的西格蒙德·弗洛伊德都赞同，自我批评也可在某种程度上导致抑郁。

如果你一想到可能表现不佳就惊恐万分，那么失败的预感会使你陷入焦虑。如果你认为自己的不完美剥夺了所有希望，那么可能觉得力不从心、迅速坠落。这种过分挑剔属于错误期待，通常会导致沮丧，进而引发抑郁。

人无完人。每个人都有不同的脾性、智力、特点和行为；有的人有些怪癖；人总有头脑混乱的时候；我们都会犯错；人与人的知识存在差距；我们的记忆力并不完美。然而一旦脑中充斥着完美主义想法，就完全忘记了人无完人。

抑郁与条件性价值思维

如果通过完美主义滤镜看待现实，现在和未来只存在成功或失败，而这也会成为评判自我价值的唯一依据。要么是赢家，要么是输家；要么有价值，要么无价值；要么强大，要么弱小……假如你认为B+是个不错的成绩，于是期待能达到这个目标。目标可能合理，但期待并不合理。如果得了B，你就会觉得自己是个废柴。这就是条件性价值思维，即根据是否达到完美主义标准定义自我价值。

"我不……"的思维模式会给你带来巨大痛苦。按照该思维，幸福和成功的关键在于你无法做到的事。为了成功，你必须更漂亮、更聪明、更强大或具有无法企及的魅力。例如，你可能认为智商必须再高50点，否则不可能找到灵魂伴侣。因此你东挑西拣，却总觉得斯人难觅。这种"我不……"的思维模式是抑郁的前兆。如果你认为要想过上更美好的生活，必须达到此生难以企及的标准，那确实令人沮丧。

> 完美主义是满是荆棘的理想，它也刺痛着自己。

完美主义是绝对的。在完美主义者固执的心理世界里，做得足够好还不够，必须完美无缺。表现一般还不够，必须精彩绝伦。一旦完美成了个人价值的条件，焦虑和抑郁是可以预见的情绪结果。

如果用无法直接掌控的事定义个人价值，无异于身处滑坡。但就自我发展而言，也存在逃离斜坡的方法。可以制订一个无失败计划，将挑战视为一次次实验，由此探索什么对你有效、什么对你无效。不管每次挑战结果如何，你最终都会成功。这样，从哲学层面讲，你的自我发展过程将不存在失败。

完美主义语录

你对自己说："应该在下午4:00银行停止营业前去存钱。"说这句话时，你没有提出任何要求。但"应该"这个词在不同情况下具有不同意义。你还可以对自己说："我应该永远聪明绝顶。"而这里的"应该"就完全不同了。

"应该""必须""应当""要求""期待"等属于能够诱发压力的完美主义词语。这些词语背后的意图能够造成巨大精神痛苦。例如，"应该"如果用于判断，会对情绪产生巨大影响。如果没能做到"应该"做的，就会为此责备自己，随之而来的便是愧疚和羞耻。但世界是流动的，世间万物都始终处于变化之中，我们不可能准确预测每一件事，也不可能对预测做出完美回应。

偏爱思维

如果你坚信必须得到你认为需要的东西，那得不到将会如何？如果你犯了错，然后告诉自己不应该犯错，或本应该改变一下做法，这又意味着什么？18世纪英国诗人亚历山大·蒲柏给了我们答案："高傲可鄙，只因它不近情理。凡存在的都合理，乃是清楚的道理。"

合理要求

要求是社会沟通的一部分，在军队、学校、宗教团体、公司和政府机构，要求无处不在。很多时候，我们遇到的要求都合乎情理。你坚持要提交一份逾期已久的报告；你要求两岁的孩子必须待在院子里，以防跑到街上遭遇危险；你还可能坚持某些价值观，如负责、正直，以这些价值观为生活的指引。但是，有些要求客观上不具有任何意义。责备别人做得不够完美；最喜欢的队伍输掉了一场重要的比赛，你责备教练没有按你的想法排兵布阵。总而言之，别人没有按照你认为他们应该做的去做。但这种马后炮思维又能改变什么呢？

要求思维的经典论调是："我本应该换个方式。""我必须保证不犯错。""人们应该公平行事。""我必须让别人觉得我好。"虽然人人都希望如此，但如果作为要求，就好像遇到障碍时告诉自己障碍不该存在。

有些完美主义理想虽然无法实现，但听起来好像还很合乎情理。对于正常人来说，哪个不想获得幸福、成功、赞许、权力、安逸和稳定呢？但如果把它们当成要求，你会毁了自己。

追求自己的渴望

偏爱思维与非理性要求思维截然不同，涉及渴望、愿望和希望。

这些心理条件可成为积极的推动力量。追寻自己想要的、体验幸福和获得赞许都可归为偏爱思维。但要想达成这些条件，首先必须做另外一件事。

与要求自己必须达到你认为应该达到的结果相比，偏爱这种结果能产生截然不同的感受。从自我发展视角来看，偏爱思维具有以下优点：

- ○ 避免自我折磨。
- ○ 完美主义过度责备思维减退。
- ○ 变得更加友好、开放、亲和、平易。
- ○ 对失败的恐惧减弱；将尝试并学到更多。
- ○ 更专注于解决问题，而非无助思维。
- ○ 思维变得更清晰、更具创造力。
- ○ 更有可能去履行职责，减少拖延。
- ○ 体会到更多积极情绪。

下面的表格对比了要求思维语录和偏爱思维语录。第一列为要求视角，第二列为偏爱视角。

要求视角	偏爱视角
期望	更愿意
请求	希望
要求	渴望
坚持	想
需要	喜欢
不得不	愿意
应该	希望能
理当	想要
必须	渴求

要求视角容易诱发愤怒和焦虑。虽然这些情绪也能促进积极行动，但更多时候这样想的人都会陷入自我沉溺，或冲动行事、自暴自弃。与之相反，偏爱视角通常会激发决心。

采取柔和的方式

柔和的方式能产生更好的结果。这听起来似乎有悖直觉，不是只有严格要求自己才能更进一步吗？虽然有时的确如此，但往往需要付出巨大代价。我建议两种方法都尝试一下，看看各自结果如何。

要想建立偏爱资源，需要做的可不只是用代表渴望的词替换代表要求的词。如果嘴上说的是"渴望"，但心里想的是"要求"，那几乎不会有任何帮助。所以说，把"应该""理当""必须""命令""期望""要求"等从你的词库中删去如何？这不可能。把身份证号从记忆中删除比这还容易，情绪负载词的记忆不是说抹就能抹掉的。

要想实现从要求思维到偏爱思维的转变，首先必须摒弃自我沉溺视角，拥抱客观自省视角。例如，如果你总是要求所有事情都顺从你的心意，不妨问问自己："为什么事情只能按照你的期望进行？"

有许多方法都可用于避免完美主义思维的消极影响。例如，你可以学会把事情看成连续的。不去说"我失败了"，而是说"我完成了40%"。并非必须摒弃自己的想法，你可以说："我大体同意某某的立场，但在某一方面有分歧……"你可以把完美主义思维当成一种假设或观点。这样可以减弱想法的绝对性，从而更容易进行审视和推理。

质疑假设逻辑

非黑即白的完美主义思维通常会涉及假设条件性价值信息："如

果不能成为我认为应该成为的人，那么我将一文不值。""如果你违背了我的期望，那就应该受到责备。""世界理应是公平的，否则就该毁灭。"不幸的是，这种极端思想极其常见。

假设完美主义逻辑还具有其他扭曲之处："如果做不到我认为你认为我该做的，那么我将一文不值。"查尔斯·霍顿·库利称之为"镜中自我"。也就是说，你下意识把内心形象投射到他人身上，并认为他们眼中的你就是你自己眼中的你。

如果假设的结果代表了某种信念（"价值基于完美"），完美主义假设逻辑会使你陷入消沉。假设的条件是原因（"行为和思想永不出错就能达到完美"）。按照上述逻辑，只有做到完美才能具有价值，做不到就毫无价值。这种条件性价值推理是迷信思维的一种。

完美主义是个魔幻的解决办法。你相信如果能达到完美主义条件进而获得价值感和安全感，就能避免倒霉、沮丧、无价值感、不适感和绝望感。但这就仿佛相信，只要躲开黑猫就能避免厄运。

> 完美主义会阻碍你发现自己能做的事。

寻求自我接受

人们会把自己的价值与能否达到完美标准挂钩。但即使无法方方面面都做到完美无缺，那又怎么能说明你毫无价值呢？

阿尔伯特·艾利斯（1988）认为，"无价值"或"有价值"只是定义上的概念。按照该理论，你可以这样定义"无价值"：一只手长20根手指，另一只手是爪子。而现实中绝不存在这样的情况，所以你不可能毫无价值。

为矫正以不合理标准定义自我价值的错误观念，艾利斯建议无条件地接受自己。也就是说，虽然你并不喜欢自己某些行为，但仍然选择接受整体的自我。

无条件接受自我并不意味着不需要做出行动。它是一种保持正确视角、避免无法容忍自我的方式。

打破自我囚禁枷锁

你可以比较一下静止的自我囚禁状态（完美主义）与变化的自我发展过程（偏爱），为摒弃要求观点、拥抱偏爱思维创造条件。

自我囚禁状态

完美主义状态是一种自我囚禁状态，具有以下特点：

○ 只有达成某些"需要"，才能消除缺陷感、无能感、内心秩序缺乏或空虚。

○ 无法达成"需要"就会感到痛苦，且会认为失败的原因是能力不足。

○ 内心的要求和期望加剧紧张和压力。人际交往中，必须有另一个人填补你的空缺。

○ 外部努力朝着施压、胁迫或操纵的方向发展，以达成自身目的。

自我发展过程

自我发展过程具有以下积极特点：

○ 你认为达成目标需要发挥个人主动性和创新性。为实现目标，既可以与他人合作，也可以单打独斗。

○ 养成技能与能力才是主要目的，快乐和成就只是副产品。

○ 向着创造积极结果的方向努力。

○ 达成多产性（有时是积极性）目标能够带来快乐、成就或友谊。

○ 实现具体目标可为新的挑战与目标创造机遇。

是只奉行要求思维生活，还是以偏爱思维向现实妥协，选择权在于你自己。现在你已经掌握了足够多信息来做出抉择。如果你选择后者，下面是需要努力的方向。

完美主义反制策略

回答下列问题，制定你的完美主义反制策略。

能采取什么行动摆脱造成消极情绪的完美主义要求？（什么想法值得你怀疑？能采取什么行动对抗完美主义思维？）

能采取什么行动加强以目标为导向的问题解决方法？（有什么可以努力实现的希望、抱负和心愿？如何才能让自己为许下的诺言负责？）

实践你的完美主义反制策略，摒弃高要求完美主义观点，拥抱更加柔和且以目标为导向的方法。

当然，如果你就想做到完美，也有方法可以帮你实现这个目标。听了这句话，你可能会说："什么？既然完美主义有这么多危害，岂不是应该及时抑制，而非鼓励，为什么这样模棱两可呢？"

从某一方面来说，你已经做到了完美。你能从A到Z把整个字母表背下来，这难道不算完美吗？你也背得出乘法表，这难道也不算完美吗？关键在于你知道这些事实后会怎么做。从另一方面来说，你就是最完美的自己，没有人能成为更完美的你。可以凭借"自我"这一资源赢得优势、避免惩罚、享受人生。

完美主义、拖延和抑郁

完美主义可能导致拖延和抑郁。你期望能取得良好表现，但怀疑自己能否做到。因此，你产生逃避的冲动，转而去做没那么急迫的事。但与此同时，你还坚持要求自己取得更多成就。这就是完美主义导致的抑郁和拖延。

追求完美的过程至少包含六个步骤，关键在于你的表现。

○ 坚持高标准。

○ 无法保证自己能做得足够好。

○ 不能接受退而求其次。

○ 认为自己表现不佳的想法造成了不适感。

○ 畏惧不适感。

○ 放下眼前的事，转而去做更安全的事，如玩电脑游戏，

自欺欺人地把不完美隐藏起来，逃避不适感。

你会一直重复这个煎熬的过程，直到接受自己并不完美，并竭尽所能做好自己，不再提出苛刻的完美主义要求。

可以运用认知方法克服完美主义。思考自身思维，将做好的愿望与做到完美的要求分离开，这样你就可以做出积极改变。如果你听见内心深处的声音告诉自己，"做不到伟大就一无是处"，那么就找到了一个完美主义信念。拒绝相信这样的思维，终结完美主义。

你完全能够克服完美主义思维。例如，你的自我总是比你的行为更加复杂。你永远存在进步的空间，所以不可能要么完美、要么不完美。作为一个拥有众多特性的人，你可以失败，但不可能永远失败。

运用 ABCDE 法克服完美主义思维

下面的表格展示了如何运用ABCDE法克服完美主义思维：

激发事件（经历）："表现不够完美。"
对于事件的理性信念："下次我会做得更好。"
理性信念的情绪和行为结果："失望。努力提升表现。"
非理性完美主义信念："我本应做得更好。我太蠢了。"
非理性完美主义信念的情绪和行为结果："痛苦，退缩。"
驳斥非理性完美主义信念：（1）"有什么普遍法则规定我必须做到完美吗？"参考答案："并没有。"（2）"如果不满意自己的表现，我还能接受自己吗？"参考答案："接受是一种选择。但带着对自我的容忍和接受去行动，可以解放我的思想，让我更注重解决问题，给予了我提升表现的机会。"
驳斥效果："依然对表现不佳感到沮丧，但能朝着提升表现的方向努力，获得自我接受感。"

如果完美主义思维伴随抑郁发生，你可以利用以下表格指引自己厘清并对抗该思维。

激发事件（经历）：
对于事件的理性信念：
理性信念的情绪和行为结果：
非理性完美主义信念：
非理性完美主义信念的情绪和行为结果：
驳斥非理性完美主义信念：
驳斥效果：

终结抑郁计划

关键理念（本章中你认为最有帮助的三个理念）：

1. _____

2. _____

3. _____

行动步骤（你认为有助于克服抑郁的三个步骤）：

1. _____

2. _____

3. _____

执行过程（如何执行上述步骤）：

1. _____

2. _____

3. _____

实施结果（有什么可利用的收获）：

1. _____

2. _____

3. _____

第 20 章

管理人际关系

抑郁状态下，你的人际关系可能也会陷入困境。这并不是因为你想这样，而是因为抑郁状态下更有可能封闭自我。与人相处时，你可能暴躁易怒、容易失落。将眼光放长远，现在你就可以行动起来，不要日后再去重新搭建你的社会关系。

培养共情能力

初步研究证实，一旦患上抑郁，共情能力可能消失得无影无踪。抑郁状态下，你可能难以读懂他人的悲伤、恐惧和愤怒等情绪。训练自己养成更强的共情能力，预防问题发生，或将问题扼杀在萌芽期。恢复共情能力是重新建立良好人际关系的重要环节。

如果你能知道并理解他人的感受，那么就会产生共情。共情是沟通的桥梁。讲述过去的悲伤故事时，你会感觉到他人明白你的感受。而当你去体验他人的情绪时，你自己也会感同身受。接受源于共情。体验过接受的人也会对接受他们的人有所好感。

运用 5E 要素

以下是养成共情能力的5E要素。

审视（Examine）人际关系，发现搭建共情桥梁的机会。例如，如果某个亲近的人情绪低落，你可以想想自己有没有类似经历。有时你可能也产生过相同感受。例如，你的抑郁比想象中还要顽固，不得不接受事实，摆脱抑郁需要一定时间。了解这一点可以帮你对正处于沮丧状态的人产生共情心理。

评估（Evaluate）机会，让自己与重要的人保持通畅。对你最重要的三个人是谁？怎样才能建设性地与他们取得联系？例如，根据他们的兴趣爱好，在特殊时刻寄给他们一份礼物。找个时间请他们吃顿饭，或者发邮件向他们问好。

向他们说明（Explain），你很感激在你抑郁时他们对你的耐心。理解他人的难处，告诉他们你在抑郁状态下可能没那么好相处。如果你参加了互助小组，承认他们给予你的支持，这能帮助所有人渡过难关。

从他人那里获取（Elicit）反馈，了解如何才能提升与他人的沟通。

发展（Evolve）人际关系。稍微前进一步。到时候，你会感觉又重新融入了这个社会。

下面的表格用实例展示了如何养成共情能力：

共情计划	干扰阻碍	共情指南
审视	过于关注自己的忧虑、麻烦和情绪而忽视了他人。	进行情绪影响实验。如果你对关心你的人避之不及，别人会怎么想？
评估	产生退缩冲动。	主动联系他人。
说明	因为自己的麻烦而去责怪他人。	合适的时候，向别人说明抑郁只是你人际关系上的临时障碍，虽然会持续一段时间，但终将消失，同时强调你正努力克服。
获取	争吵不止，最终激发矛盾。	定期向他人询问反馈意见以改善人际关系。对抗抑郁的同时，坚持用活动疗法维系人际关系，一举两得。
发展	陷入吹毛求疵、争吵不止、逃避退缩的恶性循环。	稍微前进一步，保持正确视角，在不干涉他人权利的前提下维护自己的权利。

共情练习

运用以下表格构建并实践你的共情培养计划。

共情计划	干扰阻碍	共情指南
审视		
评估		
说明		
获取		
发展		

对自己也要保持共情，这样你就能明白，抑郁该结束时自会结束。芸芸众生，谁不曾遭受过痛苦情绪的折磨？你可能并不喜欢这种状态，但只要能够同情自己，抑郁就会变得更容易忍受。

消除人际关系阻碍焦虑

几乎每个人都会因为人际关系受阻而产生焦虑，原因各异，程度也不尽相同。有些人只是暂时性的，而其他人可能久久不能消退。抑郁是引发持久性人际关系阻碍焦虑的原因之一。

婚姻关系中，人际关系阻碍焦虑可能引发重度抑郁。这些摩擦包括敌对状态和感情匮乏。意识到这些潜在人际关系阻碍焦虑，你就有机会压制这些冲动，换一种更具共情性的相处方式。

人际关系焦虑和抑郁也可能是双向的。例如，丹尼深爱着他的妻子，但一天早晨醒来后却对她心生怨恨，后来两人离了婚。他不知道自己是不是错了。丹尼有双相抑郁倾向。抑郁发生时，他经历了重大人生变故：换工作、搬家、离婚。丹尼选择同情自己。他接受现实：抑郁让他的认识和想法变得扭曲。他利用活动规划法调整日程。同时利用5E要素培养共情能力，努力维系人际关系。他学会了在抑郁状态下延缓对重大变故做出判断，打破了功能障碍行为模式。

> ## 运用共情消除人际关系阻碍焦虑
>
> 审视造成人际关系阻碍焦虑的原因。
> 评估做出弥补的机会。
> 说明你想达成什么。
> 获取合作机会。
> 共同解决问题，发展人际关系。

如果人际关系中一方严重抑郁，另一方也会面临压力。然而，抑郁发生前和发生过程中的交往方式可能存在相似之处。例如，感情不好的夫妻会经常争吵，这就是他们的交往模式。培养共情能力有助于打破这种毁灭性模式，但也像其他重大变化一样，需要付出一定时间和精力才能让天平从冲突倾向共情。

常见人际关系阻碍焦虑及解决办法

抑郁状态下，需要付出额外努力才能维系重要人际关系。不过由此你可以获得多方面益处：运用建设性活动疗法对抗抑郁；降低了伴随退缩和摩擦产生的额外压力造成的风险；为他人支持自己提供了便利，因为他人如果明白他们并非无足轻重，而且知道你即使心情低落也愿意尽己所能，那么帮助你就会容易得多。

利用以下应对措施，防止常见人际关系阻碍焦虑因素影响你的人际关系。

对抗幻想

幻想是你认为实际存在的事物。它们可能反映了部分事实，但总体上纯属自欺欺人。认为喝醉就能终结抑郁就是一种幻想，事后你可能感觉更糟。认为自己的人际关系毫无意义，而且会永远如此，这种悲观态度可能导致自闭、孤僻，还有更常见的抑郁。揭穿不切实际的幻想，用行动将其击碎，这样你就能减少人际关系阻碍焦虑，避免不必要的失落，并以事实为基础巩固人际关系。

避免不必要的责备

责备既可能是为自身行为怪罪他人，也可能是主动承担责任。责备的定义具有社会价值。责备也有其他延伸形式，如你因为伴侣犯错误或违背了你的心愿而贬低对方。这就属于不必要的责备。你需要摒弃这种责备的延伸形式，消除这一人际关系阻碍焦虑的最大诱因。

停止谴责与严重化

暴躁情绪下，你可能会随时因为小事拿伴侣撒气：盘子没刷干净；伴侣不够体贴；孩子考试失利；伴侣太懒不愿帮忙。如果谴责大过共情，伴侣就会进入防备状态。一旦对方开始反驳，你就有了升级矛盾的理由："你就是不听，你根本不理解我。"

如何才能消除这些人际关系阻碍焦虑？可以借助PURRRRS练习增强共情能力，使视角产生积极转变。暂停下来，运用能力摒弃自我沉溺视角、拥抱客观自省视角。反思发生了什么。自发性谴责可能反映了部分事实。但新信息会使视角发生改变。好好思考一下，问问自己能否换一种更具共情性的处理方法，带着共情和偏好做出回应。基于反馈进行审视和修改。反复练习以达到巩固效果，预防人际关系阻碍焦虑。最后给予自己应得的鼓励。

与同伴进行沟通

清晰的沟通能够避免模棱两可造成的矛盾。具体性是沟通的关键。这是一种运用他人能够理解且执行的话语和想法明确表达自身诉求的能力。要想做到具体，首先必须思路清晰，明白自己想要什么。例如，你可以说："我想请你陪我散步。"这就是一种够清晰、可达成、可衡量的沟通目的。而"我想要你让我快乐"就容易引发不必要的争吵和矛盾。

性行为和共情

失去性欲是轻重度抑郁及隐匿性抑郁患者的常见症状。此外，还伴有疲乏等并发症。抗抑郁药物通常都会涉及性欲减退和同情心衰减的问题。自身表现的焦虑可能引发逃避退缩。你可能觉得自己没有吸引力，而这种想法会阻碍性唤起。

罹患抑郁后，性欲通常都会减退。如果你感觉度日如年，那么只有等到抑郁消退后才有可能拥有更好的性爱关系。如果你是性欲减退的抑郁患者，改善自身行为和感受比恢复性欲更加重要。然而，如果夫妻中有一方想要亲密的性关系但另一方不想，性欲减退就可能让二人陷入尴尬境地。

感官专注法

下面这个方法既可以帮你对抗抑郁，也能够缓解因为性产生的矛盾。感官专注是帮助人们消除性表现焦虑的按摩形式，但目前鲜有将该方法应用于抑郁人群的研究。然而我发现，该疗法对有些患者效果显著，对有些则没那么突出。或许感官专注法能够帮到你。

感官专注法主要用于缓解性交焦虑。该方法涉及身体非性区的摩擦与按摩，因此不管是抑郁患者本人还是患者伴侣都能从中受益，前者可以通过按摩获得放松，后者可能对最终的性满足更感兴趣。感官专注法不难实施，一共包括两个阶段，每次20到60分钟，每周两到三次，需要连续进行六周：

1. 第一到二周，双方轮流为对方按摩乳房和生殖器的非性敏感区。过程中专注于对方皮肤和身体的质感和其他特性。目的是体验触感，不允许性交。

2. 第三到第四周，像前两周那样为对方按摩。可以相互按摩，允许触摸和刺激对方性敏感区和生殖器。该阶段仍不允许性交，但可以用手刺激对方达到性高潮。

3. 第五到第六周，重复以上两个步骤。如果双方可以给予对方充足的舒适感，性交将会自然而然发生。如若不然，继续按摩和相互刺激，直到双方都做好准备。

感官按摩实施起来并不费力，因为双方都并非想要强行达成结果。这是个实验性方法，任何一方都可以随时终止实验。暂时不要做出任何批判性或赞美性评论。抑郁状态下，你可能会对赞美做出消极反应。最重要的是增强共情能力。

聊聊抑郁

当你处在抑郁状态时，别人可能难以与你相处。这再正常不过，没有什么可否认的，反而应该分享。

有必要告知家人朋友你的抑郁体验，让他们了解你的处境，他们的支持作用或许会使你大吃一惊。大多数人都能接受摆脱抑郁需要一定时间的事实。下面是一些可以分享的想法：

○ 虽然症状很快就能消失，但骨折体验有时仍会让你
和他人以正确视角看待问题。骨头断了需要一定时间才能愈

合，而抑郁就像断了的骨头，不过也有不同之处。历练自己的精神、情绪和行为，逐渐摆脱抑郁。只要开始好转，你就会感觉自己变得比以前强大。

○ 无精打采、闷闷不乐是抑郁的常见表现形式。如果你的腿受伤了，亲人、朋友并不会为此怪罪你。抑郁也一样，他们并不会把你的情绪和表达归咎于你个人。意志消沉也是抑郁的常见表现，就像石膏总是伴随受伤的腿出现一样。你也必须克制好自己的情绪，对小事坚决不抱怨。

○ 一味鼓励打气往往弊大于利。简单来说，对于大多数抑郁形式而言（有时非典型抑郁除外），鼓励的话一般无济于事。陪你散步一小时可能效果更好，特别是朋友也需要锻炼的时候。

> 如果过于依赖电视作为娱乐方式，将造成社交频率降低、社会联系弱化和久坐习惯加重等问题，而这会增加罹患抑郁的风险。

除了和朋友亲戚聊聊抑郁，当你陷入困境时也应该赋予他们提醒你的权利。当你挣扎于抑郁苦海时，如果别人见你更愿自救，而非争吵、抱怨或期待别人去收拾残局，他们将给予你更多支持。

如果抑郁反复发生，但你告知了朋友家人什么时候该接近你、什么时候不确定能不能接近你、什么时候最好给你个人空间，他们就更有可能容忍接受你。下面的故事展示了该方法在家庭环境中的效果。

○ 芭芭拉的故事

芭芭拉有三个孩子，分别是6岁、8岁和10岁。她一直患有轻度抑郁，在月经周期的不同节点会恶化。她说这种暴躁易怒的情况第一次怀孕后就开始出现。一年年过去，病情不断恶化。她没有找到任何有效的疗法。她说医生尝试了"每一种能想到的方法，现在已经无计可施"。她已经接受了长达三年的治疗。她和医生努力从早期生活经历中寻找抑郁的根源，但她还是无法摆脱抑郁。

芭芭拉的抑郁存在两个级别。她一直患有轻度抑郁，每一两个月会爆发成中重度抑郁，每次持续一周或更久。这一次，她经历了极度的焦躁，感觉不堪重负、无能为力、失去控制。

有时她会封闭自我，家人只好"自扫门前雪"。大多数时候她感到焦躁不安，偶尔勃然大怒。面对这些情况，她丈夫说家中没有任何人能免受她的"责难"。

为掌控自己对抑郁和责难的反应，芭芭拉首先记录下相关信息，看看情绪爆发是否遵循可预测的模式。她在日历上标出了发火的日期，心想如果能预测抑郁何时加剧，就可以制订计划管理好爆发时期的自己。

芭芭拉发现，她总是在月经来临的五天前爆发情绪，而且总能识别出一些预警信号。她说道："抑郁就像扑面而来的巨浪。昨天我还深爱着丈夫，但突然之间他就变成了恶魔。我的孩子也变成了妖怪。我现在才明白，我的情绪与自己关系更大，不关别人的事。"

芭芭拉意识到"巨浪"的重要性后，绞尽脑汁想着如何才能从中脱身。这就涉及一个很实用的策略：首先拒绝对别人吹毛求疵、责难谴责，其次运用纽扣法。

准备红、黄、绿三种颜色的纽扣。如果戴上红色纽扣，那就是在告诉别人自己紧张不安。这样丈夫和孩子就知道该离她远点。如果芭芭拉戴上黄色纽扣，那就是在发出警示。如果戴上绿色纽扣，则说明她精神尚可、可以交流。

纽扣练习可以达到一举多得的效果。家人不再因为芭芭拉的抑郁而责备自己。纽扣也提醒芭芭拉不能去责备别人。她自己可以决定纽扣的颜色，也能掌控自己的情绪。红色和黄色提醒她要思考自身思维。该过程增强了她对自我的掌控感。

纽扣法取得成功后，芭芭拉获得了一份兼职工作。她已经十年不曾工作过了。现在孩子们都去了幼儿园或学校，她觉得自己有时间去做一份兼职。此外，她还上了一个舞蹈班。她曾经很喜欢跳舞，很快她就开始期待这项日常活动。不到几个月，她的抑郁开始减轻。同时，戴红色纽扣的频率明显降低，时长明显缩短。

纽扣法对芭芭拉效果显著。你也可以尝试一下，或者选择更微妙的信号，让家人、朋友知道什么时候抑郁阻碍了你进行积极交流。但如果不能相互配合，预期效果可能无法达到。

孤独与抑郁

一个可以给予你支持的社交网络能帮你熬过悲伤，或许还能使你免受更严重的抑郁。你的人际关系网络中可能包括家人、朋友，以及面临类似挑战的人。社交网络可以帮你渡过家人去世、失业、生病等难关。

运用伙伴法

对许多人来说，与他人共度时光是件意义非凡的事，能够避免孤独、获得支持。当你抑郁时，伙伴（朋友或家人）可以鼓励你参与积极活动，还能陪你去健身房锻炼，帮你监督进度，或支持你坚持终结抑郁计划。

认为自己有责任帮你振奋精神的伙伴可能找错了门路。对于大多数抑郁形式而言，鼓励可能弊大于利。你可能会以错误的方式理解表扬和鼓励。

假如你不想让家人、朋友加入你的终结抑郁计划，但相信某些形式的社交支持能让你变得更好，可以加入互助小组，与同病相怜的人共渡难关。

摒弃孤僻，获得支持

对于一些人来说，同辈支持可有效缓解抑郁症状。但存在一个基本挑战：如何才能识别思想积极的个人或群体并与之开展交流，以期建立友谊并最终获得相互支持？但抑郁状态下，与他人建立联系就像攀登悬崖峭壁一样困难，如何才能做到？

你可能与世隔绝、孑然一身，长时间的孤独慢慢滋生了抑郁；你可能伴侣去世，独守空房；你可能疾病缠身，身处医院无人照料；你可能过于内向，害怕拒绝，为此万般焦虑，因而觉得自己被隔绝在社交世界之外。不管哪种情况，主动与思想积极的人开展交流，如午饭时见面、谈谈阅读经历、聊聊时事，这些都可以帮你摆脱孤寂感。

你永远都不算老

如果你年事已高、独自一人，孤独并不一定会导致抑郁。然而，如果孤独是抑郁的诱因，人又会因为孤独变得更加抑郁，从而形成恶性循环。老年活动中心、社交俱乐部、宗教团体和志愿工作都可以为你提供足够多的人际交往。不过，你自己可能成为最大的障碍。如果你觉得自己"太老了"，可能只是在拖延建立有意义的联系与交往。之所以会用这个理由，可能是因为内心感到不安。你因为太老而做不到什么？是太老了不能社交？还是太老了不能给孩子读故事？或是太老了不能看日落？"太老"的思维比年老的事实更能阻碍人做出行动。

如果你平时很内向，或对社交充满焦虑与恐惧，那么可能会感到拘束，因此逃避与人交往，陷入与世隔绝的状态，心中倍感孤独，最后患上抑郁。如果你消极地沉溺于被拒绝的恐惧中，担心自己笨嘴笨舌，或害怕自己成为别人生活的不速之客，请回顾第14章关于如何应对焦虑与恐慌反复发生的部分。

聊天排练

假如你不相信自己的聊天能力，极力避免与陌生人进行交流，遇到社交场合，你的舌头就像打了结一样说不出话，下面这个方法或许会有所帮助。找一个你想深入了解的人，排练与对方进行聊天。

1. 设想一个可以用聊天打破僵局的场景，主动向对方展示你的友好。找一个你想与之聊天的人。

2. 设想一个与对方相遇的场合：饮水机旁边、后院篱笆周围或当地一个咖啡店。

3. 设想几个容易回答的问题，如："家人怎么样？"

4. 设想一个答案。回答过后再问下一个问题。记住，如果某个人提出的问题能激发他人进行对话，那就可以说这个人十分健谈。

你也可以想象在商场、杂货店或其他人员聚集场所，对面相和善的陌生人随便说两句。可以询问时间，也可以随意评论一下周围事物，如橱窗后面不常见的商品。可以在脑海中构建一个情景，比如杂货店、餐馆、商场或路上，在那里遇到一个你想要聊天的人，以此进行练习。想象自己向陌生人打招呼，同时也打发了时间。

接下来需要在真实场景中进行练习。以陌生人为练习对象可能比熟人更安全。如果你身处某个人员聚集场所，可以向五个人介绍自己，看看会发生什么。

有些人会对你做出回应，但有些人并不会。如果对话陷入僵局，你也没有义务继续进行下去。

聊天活动规划

假如你决定和一位友善的邻居聊天，话题是天气，可以这样开场："今天天气有点儿潮湿。"在脑海中排练过后，你可以运用活动规划法，将聊天转化成实际行动。针对可能出现的认知、情绪和行为干扰，下面的表格给出了一些应对方法。同时，表格也展示了应用这些方法并执行任务后可获得的多种层次奖励。

聊天目标

社交目标：与邻居聊天——"今天天气有点儿潮湿。"

	任务干扰	应对方法	执行奖励
认知	认为邻居会拒绝你的聊天邀请，还会说："谁在乎天气怎么样？你是不是闲着没事干，问这么愚蠢的问题？"恐惧焦虑的想法在你脑海中挥之不去，你可能继续往坏处想，甚至陷入狂躁，感觉恶心想吐，把自己关在漆黑的房间里。	将这种精神干扰视为幽默的夸大。从这个崭新的角度来看，你把一件不可能的事吹嘘成了事实。然后立即付诸实践。对方可能如何回应？如果邻居也赞同你的观点，你会如何回答？	如果最坏的情况没有发生，检验错误的前提会让你如释重负。然而，这种如释重负会强化未来的社交逃避。因此，应该把这种轻松与检验假设的行动联系起来。其次，给予自己奖励，如和邻居交谈过后，拼一幅喜欢的拼图。
情绪	担心邻居不仅会拒绝你的评论，还会拒绝你，因此感到焦虑。	接受紧张感，不因为情绪给自己制造双重麻烦，不去想你无法忍受不喜欢的感觉，避免让情绪的巨浪掀翻你的小船。	熬过焦虑后，你会发现自己能够忍受紧张感，就算是消极思维引发的另类紧张也不在话下。为了不屈服于自我编造的情绪压力，读一章你已经开始阅读的小说。
行为	对自己说不可能做出改变，由此导致行为偏离正轨。于是躲在角落里在电脑上玩纸牌游戏。	在脑海中排练聊天，想象自己与邻居顺利展开对话，而且得到了友好回应。现在就到现实生活中试试。	通过聊天练习增长了社交技能。与邻居聊过天之后，奖励自己玩电脑游戏。

现在轮到你制订自己的活动规划了。执行规划，审视结果，好好运用你的所学。

聊天练习

在空白处记录下自己运用聊天练习与他人展开交流的经历。

	任务干扰	应对方法	执行奖励
认知			
情绪			
行为			

终结抑郁计划

关键理念（本章中你认为最有帮助的三个理念）：

1. _____

2. _____

3. _____

行动步骤（你认为有助于克服抑郁的三个步骤）：

1. _____

2. _____

3. _____

执行过程（如何执行上述步骤）：

1. _____

2. _____

3. _____

实施结果（有什么可利用的收获）：

1. _____

2. _____

3. _____

第 21 章

抑郁的多模态疗法

阿诺德·拉扎勒斯认为，人类是一种能够思考、感觉、行动、感知、想象和互动的生物。这些"模态"是做出积极改变的重要组成部分，如改变抑郁状态。他发明了一种多模态疗法，用以提醒我们在对抗抑郁和其他痛苦形式的过程中，要探索和矫正这些关键模态：

B=行为（Behavioral）

A=情感（Affective）

S=感受（Sensation）

I=意象（Imagery）

C=认知（Cognitive）

I=人际关系（Interpersonal）

D=药物/生理（Drugs/Biology）

拉扎勒斯的多模态疗法可以帮你方便地将本书涉及的全部信息组织起来，也能简明扼要地将积极改变行动组织起来。

为帮助病人克服抑郁，拉扎勒斯观察了上述模态中两个或多个的互动情况。对于不同的个人与情况，一些模态会主导其他模态。例如，闷闷不乐、食欲不振和睡眠障碍可能尤其让你感到不堪重负。这就属于拉扎勒斯所说的药物/生理模态。你的想法可能由于消极认知而受到局限，你的人际关系可能由于孤独而变得紧张，等等。在对抗抑郁过程中，运用该模态可帮自己重振旗鼓。

多模态疗法的原理

拉扎勒斯力求为轻中度抑郁患者创造有利条件，快速缓解症状并防止复发。你可以借助多模态疗法将自己的抑郁症状归类，按重要性（或对你的影响）大小进行排序，并制订计划采取积极行动将问题一一击破。

行为模态包括逃避、退缩、拖延、工作表现下降、焦躁不安、抱怨不止和情绪爆发等。拉扎勒斯发现，积极行为活动增加，抑郁心情就会有所缓解。因此，行为疗法可有效缓解抑郁。即便填保险单这样单调乏味的活动，也能暂时将你的注意力从抑郁思维和消极心情转移开。

情感模态指你所经历的情感，如高兴、幸福、沮丧和爱恋等。抑郁情感通常包括悲伤、焦虑、愤怒、羞耻和愧疚。拉扎勒斯建议运用放松、冥想和安抚性话语帮助自己减轻消极情绪导致的紧张感。然而，情绪与行为、认知密不可分。培养自信技能可有效预防抑郁，识别和质疑抑郁思维能够改善心情。

感受模态包括紧张、疲惫、疼痛或发冷、燥热、无聊等。如果你感觉无聊或缺乏感官刺激，计划愉悦活动来形成积极感官刺激，将对你大有裨益。例如，可以安排时间去看赏心悦目的事物；听一些能让人平静的音乐，一首欢快的歌曲，或水流撞击石头的声音；闻一闻香薰蜡烛；做一次按摩或洗一个热水澡来激发触感；尝一滴蜂蜜。

意象模态包括幻想、梦想和自我形象。有些抑郁意象是比喻性质的，如想象自己冻在一个冰块里。你可以创造一些积极意象来冲击抑郁意象。想象自己在一个温暖的夏日冻在冰块里。你能感觉到冰块在逐渐消融吗？下面是几个其他关于积极意象的例子：回忆你虽然面临挑战但仍感觉良好的时刻；回忆你战胜挫折的经历；想象自己浸泡在一个水平如镜的泳池里。拉扎勒斯还建议运用时间投射意象，设想自己以积极行动走向未来。

认知模态包括了解、记忆、推理、反思、想象和相信等。习惯在很大程度上塑造了我们的生活，其次还有信念、感知和想法等。抑郁思维模式下，信念可能表现为先验图式，或有组织的思维模式。"我毫无用处"就属于抑郁先验图式或核心信念的一部分。这种先验图式会造成精神影响，如"我永远不会变好"。这些显而易见的夸大想法扭曲了感知与视角。可以运用苏格拉底辩论法、PURRRRS法和ABCDE法驳斥非理性信念，将这些夸大想法斩草除根。

人际关系模态涉及工作、家庭和其他类型人际关系的管理。根据具体社交情况，可能包括避免抱怨、选择恰当话语传达积极信息、主动与他人聊天、迅速解决矛盾以防止恶化、养成友善的讲话方式，以及避免批评他人。

药物/生理模态是指抑郁的药物疗法和生理维度。该模态涉及评价药物疗法、采取行动戒除成瘾物质滥用、通过体检排除抑郁的生理诱因、采取行动改善食欲和睡眠，以及进行体育锻炼。

了解这些不同模态，你就能在症状与改变方法相对应的框架内，将信息归类。然后，创建并执行一系列可理解的行动步骤，这样你就会发现鼓励自己采取自我矫正行动的机遇。

你可能需要从几个不同的角度理解抑郁，从而缓解或消除抑郁情绪。实际过程可能并不总像纸上计划的那样清晰，或许需要随时即兴发挥。你也可能发现以下事实：

○ 各模态可能相互重叠、相互作用，不像定义那样具有清晰的界限。

○ 上述模态已经涵盖了较为广泛的内容。然而，你可能还会发现一个动机模态，包括主动性、创造性和意志力。人类是复杂的生物，也可能存在其他相关模态。

○ 如果你同时遭遇愤怒和抑郁，可能产生消极意象、错误观念、烦躁感受和人际矛盾。如果你还习惯借酒浇愁，那么应对其他挑战的同时，可能还需要集中精力增强对酗酒冲动的耐受力。多模态疗法为避免和消除这些问题提供了框架。例如，酗酒首先属于药物滥用，但同时也涉及其他六个模态。

总而言之，多模态框架能帮你采取有序方法做出改变，可以根据实际需要随时调整，也可以根据自身选择划分严格的界限。

拉扎勒斯的多模态复合疗法也是一种很好的治疗手段，但不必按顺序连续执行各个模态。各模态之间的顺序极为灵活，可以根据对自身的影响为各模态排序。如果认知和药物/生理模态对你来说尤为突出，那么需要先解决这两个问题。如果你没有产生任何抑郁意象，那就没必要去减少消极意象。不过，你可以主动创造积极意象，想象自己成功执行了其他模态。

多模态疗法应用案例

琼那年25岁，单身，失业，患中重度抑郁已一年有余。她尝试过药物疗法，但产生了令人难以忍受的副作用。

抑郁袭来前，琼一直与高中同学和同事来往。她说她的工作有时确实压力很大，但总体上比较满意。抑郁来临前夕，她与高中时期的恋人复合。她说他们俩的感情很好，但还说道："我之前总是担心和唐的恋爱能否走得长远。"在琼自己口中，她是个忧心忡忡的人。

她罹患抑郁没多久，就赶上公司缩减规模，惨遭裁员。失业后，琼的抑郁开始恶化。失业期间，她一直拖延写简历。她不去报纸上看招聘信息，也不和朋友聊工作。

她渐渐开始不接电话、不回邮件。断断续续的锻炼计划也戛然而止。网购频率越来越高，以此分散注意力，但钱花光后也不得不作罢。她抱怨自己吃了太多垃圾食品、睡得太多、缺乏精力。她觉得自己和别人待在一起也不会给别人带来乐趣，于是每天把自己锁在房间里几个小时，特别是早上，起床对她来说格外艰难。另外，许多日常活动都已经从她的生活中消失。之前她爱好广泛，喜欢园艺和高尔夫。她曾经是个井井有条的人，但现在即使迫在眉睫的问题也几乎不闻不问。她还提到，她经常感到精神紧张，还认为这导致了肌肉紧张。她说自己仿佛生活在一个漆黑的洞穴之中。

失业刚不久，琼也和唐分了手："我不想因为我的问题给他添麻烦。"没了经济来源，只能由父母为她补贴家用。她觉得自己榨干了父母的钱财，为此羞愧不已。她说自己产生了消极自我概念，心态极为悲观，认为再也好不起来，无助感从四面八方袭来。她说她哭过很多次，有时根本找不出原因。她觉得生活无聊透顶。

最后，琼同意尝试多模态疗法。

琼的多模态治疗计划

琼的多模态治疗计划基于以下几项内容：抑郁测试（见第2章）、自我反思和初次见面时医生对她的观察。

为改变现状，她首先需要处理以下事项：非睡觉时间远离卧室、重新拾起爱好、控制哭泣冲动、克服愧疚感、控制紧张与不安情绪、减轻无聊感、逃离黑暗洞穴、质疑消极思维、重新搭建重要人际关系，以及采取行动缓解抑郁的生理特征。她依照多模态疗法框架，对这些信息进行了归类。接下来她制定了一项计划，用以解决每个模态下的问题。

模态	例子	行动计划
行为	"将紧急事务搁置一旁。" "在卧室独处时间过长。" "放弃了曾经能带来欢乐的事情,如高尔夫、园艺、阅读、洗热水澡和喜剧。" "忽略了个人护理和外表。" "哭泣。"	"制作待办事项清单,尽快处理优先事项。" "更新简历。" "只有到睡觉时间才去卧室。" "每天修缮一下花园。" "每隔几天洗一次热水澡。" "每月增添新活动。" "每天花费额外心思去关注个人护理与外表。" "接受哭泣是正常症状。"
情感	"感到羞耻。"	"你可能基于空洞的想法,认为复杂的自我只能表现出一个样子,对整体自我价值做出有意识的消极评价,这就是羞耻感。多元自我视角能缓解羞耻感造成的痛苦。自我不可能只表现出一个方面,也不可能一文不值,找出羞耻信念中的缺陷。"
感受	"紧张、肌肉僵硬。" "疲惫、缺乏精力。" "无聊透顶。"	"按摩、做伸展运动、游泳、骑单车。" "白天不要打盹。到花园除杂草,做一些轻松的重复性工作,以振奋精神。" "点一支你最喜欢的香薰蜡烛。拉开窗帘让阳光照进来。在帆布上画画。听一些放松的音乐。向滴管里灌满蜂蜜和新鲜柠檬水,然后往舌头上滴一滴。每天使用三次脚部按摩器。"
意象	"认为自己逐渐坠入黑暗深渊。"	"想象自己身处一个螺旋楼梯的最底端,每级台阶代表一项日常活动(洗澡、梳头、换衣服、收拾餐具)。把下面这句话贴在冰箱上:'每天坚持爬台阶,以越发坦然的姿态迎接新挑战。'"
认知	"感到悲观。" "充满无价值感。" "充满无助感。"	"将悲观视为症状,而不是事实。" "盘点积极特质。" "将无助例子与积极行动联系起来,如起床对应做早餐。"
人际关系	"自我隔绝。"	"重新开始给朋友发邮件;每天发一封新邮件。参加侄女的生日聚会。每天安排至少一项活动,且必须有其他人在场,如逛商场、问问路等。记录事件和结果。"

模态	例子	行动计划
药物/生理	"无精打采；缺乏锻炼。" "嗜睡。" "节食。"	"开启适度锻炼计划：每天骑单车去邮政信箱。重新开始每隔几天在家进行20分钟有氧运动。" "略微减少睡眠时间（从10小时减到8小时）。定两个闹钟提醒自己起床。" "观察抑郁减轻后行为模式是否发生了改变。" "规划好一日三餐并按时进餐，保证膳食均衡、富有营养。"

执行计划

琼在三个疗程时间内制定了多模态治疗计划。此后，她主要依靠自己完成。

她的锻炼计划需要鼓励。第7周时取得了突破，她答应母亲一起骑单车去上有氧健身课。

刚开始时，琼说她大部分时间都感到抑郁沮丧。到了第8周，这种绝望自贬思维开始减弱。

害怕复发

第十周时，琼遇到了一个特殊挑战。她极其畏惧抑郁复发。虽然已经没那么沮丧，但琼害怕抑郁再度觉醒。抑郁浪潮一旦袭来，她就会特别关注抑郁感受，导致内心产生巨大恐惧，随之而来的是绝望思维。但因为已经取得了进步，她知道自己已经掌握了对抗抑郁的方法。这是个好消息。

对于摆脱抑郁的人来说，害怕复发是种常见心理。这种心理能够祛除，因此恐惧也可能成为积极信号。正常来说，开始担心复发的时候，其实你已经有所进展，时刻准备好进行反击，因为你已经掌握了对抗抑郁的方法。

为避免过度夸大紧张感，琼学会了接受抑郁感受（确实很难做到），并质疑和揭穿自己抑郁复发的末日预言。后来，每当再次产生紧张感和消极思维时，她首先为消极想法贴上"抑郁思维"的标签，然后出去散个步。贴标签尤为有效。她将抑郁想法看成抑郁的反应，而不是事实。

接下来如何？

琼在第18周取得了重大突破。她得知一个新的工作机会，但害怕面试官问她为什么失业一年多，这可以理解。然而，她的恐惧超过了正常程度。她担心面试失败，于是陷入焦虑，继而出现心悸、紧张性头痛和肠胃问题。

后来，她制订了一个计划，用来回答为什么失业的问题，紧张焦虑感开始减退。她打算说，经济下滑导致工作机会减少，并着重强调她的工作技能能为公司带来效益。但意外的是，面试中主要是面试官在说话，而且对失业只字未提。她最后成功得到了那份工作。

反思过焦虑后，琼发现自己也因为焦虑获得了奖励。虽然这种奖励并不是大多数人想要的，但多少算是奖励。最坏的预想并没有发生，这让她如释重负，这种释怀感就是焦虑的奖励。越是想摆脱焦虑，焦虑越容易加剧。

由于焦虑和奖励之间可能的联系，琼有意识地发明了一种观望法。如果不能证明预言属实，她会考虑一系列可能。预言包括最坏的结果、最好的结果和二者之间所有可能。观望法减轻了她的焦虑。

第20周，琼主动联系了唐。她想看看还能否再次与他复合。见面前，她极力保持乐观，但其实最主要的还是抑制对见面的焦虑。

见面后，琼得知唐已经与另一个女人坠入爱河。她很难过，但也为这次尝试感到开心。不是所有事都会像我们希望的那样发展。

琼的故事说明，战胜抑郁通常需要一定时间。对于琼来说，简单疗法或自助疗法并不能解决核心问题。许多核心问题都隐藏在抑郁之后，如果不浮出水面将很难察觉。琼的故事还说明，做出全面系统的改变需要一个过程，并不是一蹴而就的事。

积极变化计划

运用多模态疗法，写出七个关键模态下需要解决的问题，然后制订行动计划，促成积极改变。

模态	例子	行动计划
行为		
情感		
感受		
意象		
认知		
人际关系		
药物/生理		

最后，根据重要性或影响对模态进行排序。首先解决优先事项，再去关注次级问题，以此类推。为避免拖延，设定好开始时间。从奖励商店选择一项奖励，为开启计划奖励自己。

处理各模态下的问题，一步步克服抑郁，最终定能取得胜利。

化幻想为行动

多模态疗法专家、薛顿贺尔大学荣誉教授杰克·香农认为，抑郁是一个可以理解但十分复杂的过程，可以借助多模态疗法解决。他给出一个运用意象打破抑郁循环的例子：

对于有远见的人来说，幻想是一种工具。但如果沉浸在幻想的世界里逃避抑郁的痛苦，幻想就会起到反作用。在幻想的世界里，你能迅速战胜逆境、瞬间写成一部伟大的小说、游过大洋创造世界纪录。沉浸在这种内心世界的时间越久，就会越来越不满足于现实。轻轻催促自己回到现实，从实实在在的经历中收获益处。设立一个能实现的目标，如学折纸（折纸飞机、纸花或纸鹤）。把目标分解成可以实施的具体步骤。在脑海中排练每个步骤："首先买一本折纸教程。"接下来再采取第二步、第三步，以此类推。如果你自己成了阻碍，听听你的自言自语，它们是否影响了你的心情、干扰了你实现目标。运用"意象"将自己从消极想法的束缚中解放出来。想象打开百叶窗，用光驱散这些想法，然后再回到既定步骤，一步步向前，直到习得目标折纸技能。在此过程中，你会感觉抑郁渐渐消退。

迈开步伐，内心自会跟随

多模态疗法专家、拉扎勒斯研究所共同创办人兼临床主任克利福德·N.拉扎勒斯认为，活动疗法可有效对抗抑郁。拉扎勒斯给出如下建议：

大脑和内心都会跟随脚步。换句话说，行动（脚步）通常能够决定思维（大脑）和感受（内心）。我经常告诉病人："不能光靠想象摆脱抑郁，也不是三言两语就能说服你不再抑郁，但我能带领你走出抑郁。"因此，行动既能让你陷入更深的抑郁，也能带你摆脱抑郁。

这是因为既存在"抑郁"行动（会对大脑造成神经化学消耗效应），也存在"抗抑郁"行动（像抗抑郁剂一样，会对大脑形成神经化学补充效应）。

抑郁行动通常包括退缩、孤僻、隔绝、缺乏活跃性和脱离人际关系。与之相反，抗抑郁行为通常包括参与、投身、社交、体育运动和重新拾起过去喜欢的活动。

可能需要一定时间才能战胜抑郁，因为"大脑和内心跟随脚步"意味着，思维和感受确实会与行动同步，但并不一定能立即同步。积极思维和愉悦心情只会稍微落后抗抑郁行动。大脑相关区域学习速度较慢，需要额外时间才能追赶得上。因此需要保持耐心，让脚步带领你走出抑郁。

拉扎勒斯有两本书十分受欢迎，分别是《心灵谣言粉碎机：你不该相信的40个错误观念》和《我太难了：日常心理困境的101种治愈方法》，已被翻译成超过12种语言。

运用多模态疗法抗击抑郁

多模态疗法专家杰弗里·A.鲁道夫是一位执业临床心理学家和认知行为疗法医师。他在曼哈顿和新泽西州里奇伍德开有私人诊所。鲁道夫提出了如下抗抑郁建议：

抑郁状态下，你将变得软弱无力，无法呈现出积极状态，不会产生积极体验，难以获得感官满足，积极自我形象和对未来的光明憧憬荡然无存。你的行为可能变得更具防御性、更敷衍了事。你会变得不注重健康（忽视锻炼和营养）。陷入抑郁后，你会丧失身份感和干劲儿，消极无助心理增强，越发依赖不健康的生活习惯。你的思维变得消极，开始批评自我。无数抑郁患者都亲身经历过这些苦痛。下面的多模态方法可帮你停止并逆转上述过程。

你可以通过了解自己（你的资源、问题原因、经检验可靠的应对策略）抗击抑郁，也可以通过了解如何构建和运用有效策略预防、缓解或消除抑郁。首先，审视各个模态，重点关注核心个性维度：B（行为）、A（情感）、S（感受）、I（意象）、C（认知）、I（人际关系）和D（药物/生理）。如果你善于行动，且/或更注重人际关系，那就能够通过系统性提高生产力，达到预防抑郁及使抑郁强度或持续时间最小化的效果；设立并实现短期目标；以及付出特别努力与你认识、关心和信任的人取得联系。体育锻炼也会有所帮助，但要选一项你觉得最容易做或最有趣的活动，如到公园散步或骑单车等。

另外，如果你更需要解决意象和感受方面的问题，可以去附近的花园观赏一番，拍拍照片，做一顿美味的饭菜，或聆听能让你冥想或放松的音乐。同样的道理，如果你更喜欢思来想去，抑郁可能以消极和强迫性想法让你坠入深渊。

定期测量你的情绪温度，即定期审视七个模态以监控自身状况，这样就能在问题恶化前对其进行评价和处理。给自己打一针抑郁疫苗，增强对压力的韧性，保护自己日后免受抑郁侵害。类似地，当你真正感觉抑郁时，可以逐一检查各个模态，找到关键问题所在，进而满足情绪需求、展现风格和发挥自然天赋。不管什么时候，你都可以同时以所有关键模态为根基，加强情绪平衡感和健康感。多模态疗法能让你以自己为荣，调动你最好的资源来战胜抑郁、充实你所选择的生活。

抑郁预防建议

最后，阿诺德·拉扎勒斯推荐了以下多模态方法，用以预防抑郁复发。

从多模态视角来看，预防抑郁复发需要提高警惕，每隔几周就必须检查一遍七个模态。因此，虽然抑郁可能悄悄降临，但通过检查各个模态可以发现消极意象、异常不悦等感受（如紧张）和悲观认知。最好咨询医生如何调整治疗计划，或通过系统实施多模态疗法逐步解决问题，处理这些消极事件。

终结抑郁计划

关键理念（本章中你认为最有帮助的三个理念）：

1. _____

2. _____

3. _____

行动步骤（你认为有助于克服抑郁的三个步骤）：

1.

2.

3.

执行过程（如何执行上述步骤）：

1. _____

2. _____

3. _____

实施结果（有什么可利用的收获）：

1. _____

2. _____

3. _____

第 22 章

复发预防计划

第一轮抑郁过后，有一半概率不会再经历第二轮。如果你运用认知、情绪和行为疗法对抗抑郁，那么在防止复发上就已经占据了优势。但谁也不能保证一定会相安无事。维持规律日程，时刻监控消极思维与情感，一旦出现复发趋势立即采取应对措施，防止再次坠入抑郁深渊。

有些抑郁形式更有可能卷土重来。如果你已经挺过多轮抑郁，这就是你的独特优势。你知道抑郁虽会降临，但终将消失。你知道自己能战胜抑郁。此外，克服对复发的恐惧也意味着你消除了这一消极思维，从而避免其加剧抑郁循环。

你在每章记录下的关键理念和行动步骤为你提供了多种选择。可以从中挑选出适合自己的加以运用。它们能够帮你调整心理，降低复发风险。即使还是不幸复发，它们也能缩短抑郁的持续时间。

为预防复发付出努力

医药公司喜欢标榜它们的产品是对抗抑郁的第一道防线。过去30年，抗抑郁剂使用量翻了三倍之多。但与此同时，抑郁患者数量也急剧上升。药物疗法虽然对某些患者起作用，但也存在过度夸大的成分，越来越像著名的法国马其诺防线。

有数据表明，认知疗法可有效防止抑郁复发：采取认知疗法的患者复发率为30.8%，而药物疗法高达76.2%。认知、情绪和行为疗法明显更具优势。

虽然预防第一轮抑郁可能为时已晚，但可以运用该书提及的多种方法防止抑郁复发。压力和恶习会对总体健康状况造成危害，减轻这些危害永远都不算迟。可导致肺癌、冠心病和糖尿病的恶习也会诱发与健康相关的抑郁症。抗抑郁活动均可提升健康水平，如健康饮食、定期锻炼、保证睡眠和减轻压力等。

二级预防

二级预防是指运用心理自助策略，避免抑郁卷土重来。仅仅了解抑郁的前兆还不够，但如果能认识到诱发抑郁的一般条件，就可以在抑郁袭来前改变事态的发展方向。

化身为抑郁侦探。什么情况下抑郁可能乘虚而入？你发现了什么线索？注意：如果你正遭受配偶的身体或精神虐待，所有针对自己的抗抑郁行动均无效。为了保护自己，离开也是一种选择。这也属于一种形式的二级预防。

好在你不需要刻意去练习二级预防。本书提到的大多数方法既可以干预抑郁，也能起到预防作用。

审视关键理念和行动步骤

在每章结尾审视你记录下的关键理念和行动步骤，突出能够缓解抑郁并预防复发的选项。例如，可以通过行之有效的思想和行动，将焦虑消除在萌芽阶段。

模拟练习

列举抑郁思维主题和抗抑郁主题，用后者剥夺前者的有效性。如果无助思维占据主导，可以想象自己勇敢面对消极思维，并成功形成建设性想法，以此避免无助思维造成的痛苦。最后遵循你的建设性想法。

三级预防

无论哪种类型的抑郁，都可以在发生之初采取措施，防止恶化。三级预防是指在早期发现抑郁，并在恶化前将其扼杀在萌芽中。例如，如果抑郁来临前，你经常困扰于忧虑与烦恼，那么忧虑出现时就应当着手解决，以避免失控。理想情况下，如果能在抑郁恶化前及时制止，你就帮了自己一个大忙。

> 畏惧抑郁是因为你对自身能力还不够了解，你完全能够以实际行动摆脱抑郁的双重困境。

三级预防几乎不给拖延留有任何余地。一旦产生拖延心理，你会错误地以为，只要等下去事情就不会变得更糟。当你感觉抑郁袭来时，要及时采取矫正措施，因为片刻拖延都可能造成严重影响。

摆脱早期双重困境

双重困境是抑郁的典型认知特征。例如，你可能执着于真实或想象的问题不断往坏处想，因为害怕抑郁而悲痛不已，并告诉自己无法忍受抑郁的感觉。这种情况下，你就面临着多重问题。

许多人都会过度关注自己的抑郁感受，因此抑郁很容易造成双重困境。通常情况下，各种消极想法与感受将凝聚成苦苦沉思的强大对流。拥抱客观自省视角，在双重困境急剧恶化前及时干预。

下面是双重困境的三种主要表现形式、相应自我沉溺观点和可以采取的客观自省预防方法。

双重困境	自我沉溺观点	客观自省预防方法
过度夸大（过于关注可怕情形和对其的感受）	"抑郁简直太痛苦了，我无法忍受这种感觉。"	"虽然抑郁并不讨喜，但我正在忍受我厌恶的事。这是针对早期抑郁的弹性解决方案。"
以偏概全（不顾事实与合理性妄下定论）	"我永远不会好起来。"	"我可以认为抑郁永远无法退却，但我知道事实并非如此。即使坐以待毙，大约六个月到两年后抑郁也会自动消失。如果在早期就采取矫正措施，抑郁会持续得更短。这是针对早期抑郁的可接受解决方案。"
恶性循环（错误前提滋生错误感受，错误感受验证错误前提）	"我永远无法做出改变。抑郁永远不会消失。"	"每条循环思维链都存在薄弱环节。第一处便是'我永远无法做出改变'的假设。将'我永远无法做出改变'改成'我假设我永远无法做出改变'，这样其实就已经做出了改变。"

停止循环思维

几乎每种重复出现的人为干扰都涉及循环思维。循环思维包含不当结论，即结论在逻辑上不符合前提："抑郁永远不会消失。因为我感到抑郁，所以抑郁将永远持续下去。"

你可以识别出循环思维中的逻辑缺陷，并为之贴上不当结论的标签，避免在抑郁循环思维中头晕目眩。停止循环思维是防止抑郁全面复发的重要步骤。

训练概率思维能力

抑郁状态下，你可能会对自己说一些荒谬的话，如"我没有生活"。这些想法含混不清，但具有强烈的感情色彩，难道你说是真的就会成真吗？从正反两面进行思考，为每个消极预言做出一个积极预言。

你可能由于无法证明抑郁会走向终结，而相信抑郁将永远持续。

这就属于抑郁思维陷阱，应当在出现早期就及时制止。

可以这样进行干预：记住，缺乏驳斥该观点的个人经历不代表观点就是正确的。为检验消极论点，阿尔伯特·艾利斯提出了一个著名问题："证据在哪里？"你可能会说，抑郁将永远持续的证据就是你现在感到抑郁。但这个论断的证据又在哪里？你可能会说，你永远无法做出改变，所以抑郁一定已经发展到了晚期，臆想的理由加深了该信念。但证据在哪里？你可能还会说，你感觉情绪低落，所以永远无法摆脱抑郁。但证据在哪里？对于抑郁思维，可以归结于此：消极论断就只是消极论断而已，除此之外证明不了任何事。

> 错误论断在逻辑上无法支撑其他错误论断。

如果缺乏实际证据作为支撑，学会借助概率进行思考，防止坠入从消极角度论证的谬误陷阱。例如，文献中抑郁的平均持续时间是多久？有多大概率你也处于文献结论的范围之内？概率就像假设，需要验证，让结果决定答案。

学会容忍与接受

无条件地接受自我、他人和生活是接受的三个维度。也可以说，从现实视角看待现实，而不是基于自身期望。苛求——自己应该不同、他人必须做出改变、世界必须像自己期待的那样——是痛苦的一大根源，而接受的三个维度就是解药。

当然，接受的维度也可以是任意的。你可以去贬低自我、贬低他人或贬低环境和世界，但通常只会适得其反。下面是要求思维和接受思维之间的对比：

接受维度	要求	接受
自我	"我应该快乐。我应该完美。"	"没有任何法律规定我必须成为理想中的自己。我就是我，一个能够做出选择、调整和建设性行动的个体。"
他人	"人们应该按我的期望行事，遵循我希望的看法，公正地对待我，所作所为完全有利于我。"	"不同人的价值观、信仰、态度、能力和行为存在巨大差异。我可能某些时候会影响一些人，但不可能时时刻刻影响所有人。"
环境和世界	"世界应该是我所希望的样子。自然灾害有悖法律；疾病根本不应该存在；生活的每天、每周、每年，甚至永远都应该充满惊喜。"	"我对自己之外的事物缺乏掌控力，但我可以选择去控制我所能控制的。例如，某些事件可能超出了我的掌控范围，但又直接影响了我的生活，我可以去控制自己对这类事件的看法。"

要求思维会使想法陷入绝对境地，让心情越发沮丧。而接受思维会让你更加深刻地认识自己的想法、感受和行动。你会意识到，人人都有过失，这并不是你的错。但如果想做得更好、改善心情，你就必须采取自我矫正措施。他人的破坏行为也不是你的错，但你有责任防止不速之客入侵你的生活。

明智接受就是要在不侵犯他人合法权益的前提下维护自身权益。

以自信沉着预防抑郁

自信沉着是抑郁认知、情绪和行为方式的对立面。这一认知、情绪和行为状态既有助于个人成长，也能够预防抑郁。

自信沉着从逆境中历练而来，如寻找并运用相关疗法克服抑郁。

自信沉着意味着，必须承认你只能直接掌控自己，并且选择这样去做。不应苛求也不需要他人或世界为你做出改变。秉持这样更加柔和但也更具弹性的观点，你就能更好地影响身边的可控事件。带着自信沉着，你将给人留下真诚能干的印象。

只有相信自己有能力应对种种情形，进而达成有利结果，你才会形成自信沉着的心态。随着这种感觉越来越强烈，你就可以用有效行动取代抑郁习惯。

你一定可以自信沉着地走向安稳的生活，以下是几个示例概念和应用：

自信沉着概念	自信沉着行动
视角	有些现实相对稳定，但有些可能时刻处于变化之中。识别并检验经常出现的这两类假设。遵循假设以检验自己想做出何种选择。可以思考不同的假设和可能的结果。你会逐渐发现，假设与现实之间存在差距，这样你就不会为了自尊去证明自己是对的，而是去探索现实。
多元自我	作为多元的自我，你认清并接受自己是多种特点、能力、经历和信念交织在一起的复杂个体。在你的自我概念中，你可以接受自我，有能力做出有效行动。你也可以为自身行动打分，但不能针对整个自我。纠正你不喜欢或对你无效的方面。
抗压能力	接受正确的压力。直面障碍的压力是助推剂，是健康的压力，歇斯底里只会造成痛苦。每种压力都代表一种倾向或选择。会造成痛苦的选择可能没那么容易发现。感到痛苦时不妨思考一下自身思维。你会听见自己在说痛苦的话。接受生活中不可避免的压力，提高抗压能力，一步步战胜压力。
个人使命	你知道自己将前往何方、停在何处。这可以让生活变得简单。比如，你可以把精进工作技能以做出贡献、提升自我、迈向成功作为使命。这样，在完成长期使命的过程中，你的行为（采取具体行动）就会更有方向。
优先思维	聚焦于健康的优先事项与目标。每天安排一定时间为未来做准备。继续已开始的事总比开始一件新事来得容易。专注于自己所能掌控的，你将走得更远。
适应	根据新现实调整计划。只要不囿于固定假设，适应起来容易得多。用事实与合理性支撑你的想法。

自信沉着计划

制订适合自己的自信沉着计划。

自信沉着概念	自信沉着行动
视角	
多元自我	
抗压能力	
个人使命	
优先思维	
适应	

认知 — 情绪 — 行为预防

接受一对一形式的认知–行为治疗可大幅降低抑郁复发风险。本书也可达到类似效果，但也存在明显差别。你就是自己的心灵向导。

根据以往经历，你可以识别新一轮抑郁来临前可能出现的认知、情绪和行为主题。我们完全有可能为抑郁再度来袭做好准备。当然，如果永远都不再需要为此担忧，那自然更好。但如果发现自己又一次陷入抑郁，你也可以借助行之有效的方法克服抑郁。

本书始终强调运用认知、情绪和行为疗法对抗抑郁。你可以借助这些策略努力变得自信沉着。带着智慧、巧思和意志，你就能在该过程中更进一步。

智慧能促使你理解并解决问题。巧思是寻找新方法迎接挑战的能力。意志反映了你对自己推动和控制行动方向的能力是否有信心。可以运用以下激励框架防止抑郁复发：

预防因素	认知	情绪	行为
智慧	提前识别对自身感受和行为影响最严重的抑郁想法。在这些想法发酵前，制订早期干预计划进行处理。计划中，可以找一张钱包大小的卡片，写上最严重的抑郁想法主题和相应认知行为疗法。	对抑郁的恐惧可能使你更加抑郁。检验恐惧是否加重了你的抑郁思维。思考自身思维，将事实与谬误分离开。你确实会思考你的思维。但问问自己的思维是否偏离了现实？只去接受合理或属实的答案。	识别抑郁行为，如逃避退缩或暴躁易怒。制订活动计划，每当产生逃避冲动时，刻意增加与他人的联系，并根据计划奖励自己。情绪快要爆发时，去外面散散步让自己冷静下来。
巧思	识别抑郁的矛盾之处，保持健康积极视角。例如，你可能会说，抑郁全是你的错，但同时还告诉自己无能为力。如果你无能为力，那为什么还要因为无法掌控的事感到自责呢？	尝试去想象自己的情绪。情绪低落时，想象自己不去质疑随之而来的负面感受，全盘接受失落心情。然后运用反向形象化法，写一份剧失落心情的脚本，如写你产生一种无法忍受、不应出现的情绪。该方法能产生一种矛盾效应。	采取创意性行动。抑郁爆发时，如果你觉得自己像一片枯叶，那就写一首赞美枯叶品德的诗，突然有一天枯叶获得了充足的水分和营养。把诗背下来，以备不时之需。
意志	你可能会用意志力将意志变为现实，以此防止抑郁发生。或者，你也可以装作有行动的意志力。这样，你就可以想象出自己认为缺乏的意志力。	屈服于抑郁的意志力可能比采取行动对抗抑郁的意志力更加强烈。想象自己产生了一种名为"坚定"的新情绪。用坚定的意志对抗陷入抑郁漩涡的意志。想象自己运用定力将对策思维和方法转化为行动。	尽己所能，运用意志力改变自身行为。思考下面三位名人的建议：本杰明·富兰克林建议挑选自己想要培养的品质，勤加练习，不断强化。角色建构心理学家乔治·凯利（1955）建议练习富有成效的角色对抗消极行为模式。尝试一个角色。保留起作用的部分，摒弃余下方面。法国教育家、哲学家朱尔斯·贝约尔（Jules Payot）（1909）建议运用意志力进行繁重活动。将其视为一种锻炼精神和情绪肌肉的方式。

认知、情绪和行为预防计划

现在，轮到你来制订适合自己的认知、情绪和行为预防计划。

预防因素	认知	情绪	行为
智慧			
巧思			
意志			

预防拖延

虽然有了最佳抑郁预防理念，但你可能告诉自己，有的是时间细细琢磨，慢慢思考怎么运用它们。这其实并不是预防，而是拖延。

你可能会说，复发这种事只会发生在别人身上，与我无关。而且有证据表明，对抗抑郁过程中养成的认知技能不会消退，还可能变得更强。没必要用力过猛，这也是拖延。

导致拖延预防行动的潜意识论断通常弊大于利。不要坐等问题找上门来，应该学会主动出击。抑郁复发风险极高，拖延采取预防措施或迟不愿面对新一轮抑郁都是不明智的做法。如果你已经经历过不止一轮抑郁，罹患重度抑郁的可能性高达70%。

艾利斯预防抑郁复发法

本书开篇特别感谢了著名理性情绪疗法专家阿尔伯特·艾利斯的突出贡献，因此也理应用他的话作结。以下是他基于亲身试验的理论，提出的几点抑郁预防思想。

针对已摆脱抑郁但希望防止复发的人群，阿尔伯特·艾利斯提出如下建议：

1. 假设抑郁的诱因一方面是你谴责自己的不当行为，另一方面是责备世界的不美好。

2. 运用理性情绪行为疗法摒弃责备思维，无条件接受自我、他人与生活。

3. 坚定有力地在情绪上努力做到无条件接受自我、他人与生活。

4. 坚持用实际行动反对对自我和生活的贬低。

5. 每天至少填写一份理性情绪行为疗法自助表格。

遵循艾利斯的建议，在预防复发的过程中，逐渐养成合理视角、提高情绪恢复能力、增强行为能力。孤注一掷，努力塑造平和心态。为此，别再苛求自己、他人和生活始终顺遂你的心愿，接受他们本来的样子。这样，你将慢慢渡过难关，创造自己想要的生活。

终结抑郁计划

关键理念（本章中你认为最有帮助的三个理念）：

1. _____

2. _____

3. _____

行动步骤（你认为有助于克服抑郁的三个步骤）：

1. _____

2. _____

3. _____

执行过程（如何执行上述步骤）：

1. _____

2. _____

3. _____

实施结果（有什么可利用的收获）：

1. _____

2. _____

3. _____